"坐月子与月子餐

——两代人健康的基石

张立实　吴金德 | 主编

中国轻工业出版社

图书在版编目（CIP）数据

坐月子与月子餐：两代人健康的基石 / 张立实，吴
金德主编 . — 北京：中国轻工业出版社，2021.7
ISBN 978-7-5184-3441-1

Ⅰ . ①坐… Ⅱ . ①张… ②吴… Ⅲ . ①产褥期—妇幼
保健—基本知识 ②产妇—妇幼保健—食谱 Ⅳ . ① R714.6
② TS972.164

中国版本图书馆 CIP 数据核字（2021）第 050600 号

责任编辑：付 佳 关 冲 责任终审：李建华 整体设计：锋尚设计
策划编辑：付 佳 责任校对：晋 洁 责任监印：张京华

出版发行：中国轻工业出版社（北京东长安街6号，邮编：100740）
印　　刷：北京博海升彩色印刷有限公司
经　　销：各地新华书店
版　　次：2021年7月第1版第1次印刷
开　　本：710×1000　1/16　印张：12
字　　数：200千字
书　　号：ISBN 978-7-5184-3441-1　定价：48.00元
邮购电话：010-65241695
发行电话：010-85119835　传真：85113293
网　　址：http://www.chlip.com.cn
Email：club@chlip.com.cn
如发现图书残缺请与我社邮购联系调换
200143S3X101HBW

主　编

张立实　吴金德

副主编

吴晓娜　高　玫

编　者

（以汉语拼音为序）

陈　科　王淑君　吴　婷　徐慧茵

叶丽娟　余　涛　袁毓莹　朱翠燕

秘　书

吴　婷　李　静　龚玲玲

主编、副主编和编者简介

张立实

四川大学华西公共卫生学院教授，博士生导师

长期从事营养与食品安全领域的教学科研工作。承担完成三十多项国家级和省、部级科研课题，获科技成果奖六项，发表论文三百多篇，主编、参编教材、专著三十多部。培养博士、硕士研究生一百多人。现任国家食品安全风险评估专家委员会委员；国家市场监督管理总局保健食品和特医食品评审专家；中华预防医学会食品卫生分会副主任委员；中国毒理学会食品毒理学专业委员会副主任委员；中国营养学会常务理事、营养毒理分会主任委员；四川省营养学会理事长；四川省食品安全学会理事长；四川省学术与技术带头人。

吴金德

南开大学世界经济学博士班，美国普莱斯顿大学国际研究学博士

现任台湾紫金堂股份有限公司（集团）董事长兼CEO；江西财经大学客座教授；台湾实践大学讲师；台湾老龄产业协会常务理事。

吴晓娜

四川大学公共卫生学院营养学硕士，四川大学华西第二医院临床营养科主任

专业领域涉及围产期营养管理；妊娠糖尿病、高血压、血脂异常、肥胖症等的营养治疗；儿童各生理阶段营养指导；儿童糖尿病、肾病、血液系统疾病、消化系统疾病等的营养支持治疗；肿瘤以及危重症患者的营养支持治疗等。

高 玫

台湾淡江大学中文系毕业，台湾紫金堂股份有限公司（集团）研发中心总监

获中餐烹调乙级技术士证照；中式烹调师大赛特参级；高级西式烘焙师；2010年韩国第六届国际美食养生大赛获金奖；2012年FHA新加坡御厨国际中餐筵席争霸赛获特等奖；获2014年斯里兰卡第十届"世界中华美食药膳大师"奖。

陈 科

重庆医科大学儿科学博士，成都市妇女儿童中心医院临床营养科主任

中国营养学会注册营养师，重庆医科大学兼职硕士研究生导师，四川省学术和技术带头人后备人选，四川省首届"新时代健康卫士"，中国医药教育协会母婴健康管理专业委员会副主任委员，中国医师协会儿科学分会儿童保健专业委员会委员，中国妇幼保健协会儿童营养专业委员会委员，中国医师学会"全国孕期营养课堂项目"专委会委员，中国妇幼保健协会乳腺保健专业委员会乳腺炎防治与促进母乳喂养学组委员，四川省营养学会妇幼营养分会常务委员。

王淑君

台湾万能科技大学国际贸易系毕业，台湾紫金堂集团技转中心运营主管

资深调养师和坐月子专业调养讲师，获得国际母婴照护专业证书，国际健康养生（月子膳食）专业厨师证书和母婴照护暨泌乳教育技能证书。

吴 婷

营养与食品卫生学博士，美国哈佛大学医学院附属波士顿儿童医院访问学者

主要从事妇儿营养与疾病的临床与研究，包括围产期营养管理，妊娠糖尿病、高血脂，妊娠期体重增长过快等的营养治疗，儿童、青少年各生理阶段营养评估及膳食指导，儿童常见病的营养支持治疗等。

徐慧茵

1970年台北医学院毕业，1979年中医特考广州中医药大学妇科医学博士
台湾中医妇科医学会创会理事长

现任台湾中医妇科医学会名誉理事长；台湾女医师协会名誉理事长。专长妇科疾病及体质调理。

叶丽娟

护理学博士。曾任医院护理长及学校护理科主任，护理授课20年

获台湾高级心脏救命术证照，新生儿高级心脏救命术证书，台湾丙级保姆术士鉴定评审委员。长期为产儿科及长期照护授课，擅长幼儿教育与潜能开发，儿科护理，家庭护理和长期照护等。

余　涛

四川大学华西第二医
院儿童保健科主任医
师，硕士生导师

国家注册营养师；中华医学会儿科学分会青春期医学委员
会委员；中华预防医学会儿童保健分会生长发育和营养学
组秘书；中国妇幼保健协会儿童营养专业委员会委员；四
川省预防医学会儿童保健分会常务委员；四川省营养学会
妇幼保健分会委员；四川省科学与技术带头人后备人选。

袁毓莹

台北医学大学保健营
养硕士，资深营养
师，美国CAMT代谢
形态认证咨询师

曾任台湾百略医学科技股份有限公司业务经理、主任营养
师，现任台湾代谢形态公司创办人。著作有《代谢形态减
重全书》《代谢形态食谱全书》，翻译作品有《代谢形态饮
食全书》。

朱翠燕

毕业于台湾辅仁大
学，台北医学大学
护理系产科护理兼
讲师

现任中国家庭服务行业职业经理人国家标准制定委员；台
北护理健康大学婴幼儿保育系兼讲师；台湾紫金堂（集团）
国际专业母婴照护人员高阶培训讲师暨专业护理顾问。专
长为产科护理及产后护理机构设置与管理；婴幼儿健康照
护与管理；母乳哺育的教育、训练及推动；保姆的训练教
育与居家护理。

坐月子与月子餐
——两代人健康的基石

儿童是人类的未来！儿童的健康是极其重要的事情。婴儿期（甚至胎儿期）的健康水平在很大程度上直接影响其成年后的身体素质，此期又与妈妈在孕期和哺乳期的膳食与营养密切相关——即所谓"生命初期1000天营养与健康"的概念。没有良好的营养基础，健康也就无从谈起。机体良好的营养状况，又直接受食物选择和膳食搭配是否适当的影响——即平衡膳食和合理营养。

坐月子是中国的传统习俗，从现代医学角度来看，坐月子有一定的科学道理。月子期即现代医学的"产褥期"，是指从分娩结束到恢复至孕前状态的一段时间。在此期间，新妈妈充分且合理地进行膳食与营养调理，正确地喂养婴儿，对孩子的正常生长发育及其终身健康都起到至关重要的作用。所以说，坐月子与月子餐是两代人健康的基石！

本人从事营养与食品安全领域的教学科研工作已有30多年，虽然主要的研究领域不在妇幼营养，但也做过这方面的相关工作。几年前有幸认识台湾紫金堂集团董事长吴金德先生，并为他30多年来致力于女性大健康照护领域的精神所感动。2019年与吴董的企业"亲密接触"后，对其敬业严谨的作风更是十分钦佩！于是欣然答应吴董，共同主编一本坐月子与月子餐方面的科普书，为进一步提升母婴健康水平尽一些微薄之力。其后，初步商定了本书的书名及编委团队，经过一年多的撰写与反复修改，现终将与大家见面。

如上述，本人在此专业领域的知识和能力水平有限，但我们的编委团队有着丰富的经验和理论水平。相信本书的出版将会为新妈妈及其家人，以及从事此领域相关职业与岗位的工作人员提供一些实用且科学合理的参考。

最后，衷心感谢（四川）紫馨堂健康集团对本书出版的大力支持以及出版社编辑的细致工作，也感谢全体编者和秘书所付出的努力！

感谢各位读者选择和阅读本书，希望大家不吝赐教，指出本书中存在的问题和不足以及修改完善的建议，以便我们能在再版时予以完善。

谢谢大家！

张立实

2020年末于成都

（序二）

一份祝福全天下女性的挚爱

坐好月子靠调养！把握两代人更健康的机会。

从事女性大健康照护产业已30年，有更多的机会接近孕妈妈与婴儿，也更能感同身受。随着现代社会的变迁，女性所面临的工作和生活中的各项责任与压力是前所未有的。身为女性健康产业的经营者，我深深感到需要有一本实用、易操作的月子书籍，让更多女性能坐好月子，得到最大的收益。

唐代孙思邈《千金要方·食治》就曾指出"安身之本，必资于食；救疾之速，必凭于药"。《素问·上古天真论》说："上古之人，其知道者，法于阴阳，和于术数，食饮有节，起居有常，不妄作劳，故能形与神俱，而尽终其天年，度百岁乃去。"且中医常言"药食同源，以食为药"，坐好月子与月子餐之实践，在老祖宗的智慧话语中表达无遗。

坐过月子的女性朋友，必然能深刻体会"有知"或"无知"的坐月子影响的不只是自己，更关系到孩子的健康与家庭的幸福，多掌握一份知识和信息，就能给自己和家人多一份保护，创造健康幸福的力量。没有坐过月子的准妈妈及准备怀孕生子的女性朋友，也要开始为做个好母亲而努力，多一份用心，多一份实践。

坐月子是一个机会，一个女性生命中关键调养的机会，坐月子期间的行、住、坐、卧，日常调理，膳食调养，点点滴滴，构成了能否坐好月子的总和。

本书的出版，就是将孕产育儿权威专家的经验与智慧传达给女性朋友，帮她们"坐好月子""吃对月子餐"。

本人有幸投身于女性大健康照护产业30余年，现经营全球本产业领航者——台湾紫金堂集团，对守护母婴健康更是责无旁贷。基于此，我和张教授开始构思如何唤起、如何帮助女性朋友增强健康意识，于是有了出书的想法。

　　此书的付梓完成，有幸可以让本人不揣浅陋表达对女性朋友坐好月子的一份祝福，也期盼此书之发行能够为女性的生命韧性与价值作出贡献，更为母婴两代的生命力建构更好的新起点。如此，将是本人最大的期盼，亦是共同成就"两代人健康的基石"最好的见证与写照。

吴金德
2020年末于台北

目 录

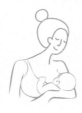

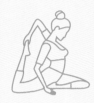
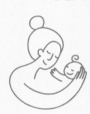

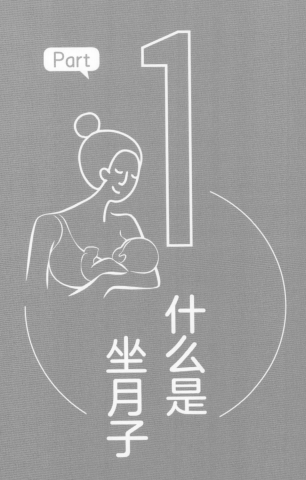

Part

1

什么是坐月子

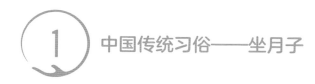

1 中国传统习俗——坐月子

（1）坐月子的缘由

女性一生最重要的养生三阶段包含：青春期初潮前后，产后坐月子，更年期阶段，其中坐月子又称"月内"。

坐月子是中国传统习俗，起源可追溯至西汉时期，至今已有2000多年的历史，那时坐月子的意义是犒赏女性完成生儿育女任务，通过仪式来表达产妇母以子贵，女性于生产后地位从此不同，另一方面也有为产妇补充营养的含义。

随着社会形态的变迁，现代坐月子的最大意义就是做好产后调理、修复女性身体的损伤，进而达到强化体质，增进身体代谢及修复功能的目的。

（2）为何要坐月子

女性怀孕后身体将发生翻天覆地的改变，体内激素水平变化明显，内脏器官受到压迫（肠胃、膀胱、肾脏增大、输尿管增粗、子宫重量增加等），骨骼承受重压（脊椎负荷增加等）。且产后处于血不足、气亦虚的状态，需要6～8周才能恢复至怀孕前的生理状态，加上子宫恢复时间需要42天左右，子宫内膜复原需要56天左右。若在产后未能把握好坐月子的黄金时期，未做好保养、照护、修复、滋补、休息等各项功能的调理与调养，就会发生很多产后后遗症，诸如病态皮肤（黑斑、毛孔粗大、皮肤粗糙等），肥胖症（水肿、下半身肥胖等），内科杂症（经期综合征、子宫肌瘤等），抑郁症（心情低落、莫名哭泣等），且会引发各种身体不适（腰酸背痛、肌肉无力、大量掉发、偏头痛、漏尿、尿频等）。

因此，坐好月子是女性一生身体保养、调整体质非常重要的一个时期，随着时代变迁，时下男女结婚大多超过适婚年龄，加上饮食习惯不健康，生活工作的种种压力等，女性更要把握产后坐月子的机会，在坐月子期间进行一次大调整，脱胎换骨，让人生更加健康，家庭更为美满。

（3）坐月子的文化与习俗

东北地区

虽然东北的人参很好，但产后7天内慎服，因人参活血补阳，不利于产后子宫恢复，有可能造成大出血。人参一般都是在产后7天以后才慢慢加的，而且量不能太大。在鸡汤里多使用首乌、当归、党参类温和的补药。

华北地区

山西省： 山西产妇坐月子期间要比平时多加衣服，前额要用手帕遮住，避免风吹。在月子期内，饮食要有节制，尤其是不能吃太饱，过饱会伤脾胃。在山西农村，大多给产妇吃小米粥、鸡蛋、挂面、面条等，大米与其他食物很少食用。同时，禁止产妇多说话，说多了怕弄成舌疾；禁止产妇劳动，怕劳累多了成劳疾；禁止产妇用冷水洗手，怕伤及关节。同时，禁止陌生人进入产房中，生人进房怕"踩生"，对婴儿不好。

华东地区

山东省： 山东女性高挑白净，据说是因为她们一生都离不开阿胶，月子期间更是少不了，基本上每天都要吃两三汤匙阿胶红枣羹。阿胶具有润燥滋阴、补血止血及调经安胎之功效，同时也能催奶，因此很适合产后调理身体。除阿胶之外，小米粥也是山东产妇的必备补品。有些中医师建议，五谷中最好的就是小米，产妇生产时耗费了大量气血，产后大部分时间都在卧床休息，这样就更容易导致身体虚弱，脾胃纳差，吸收不好。而小米容易吸收消化，还能益气补脾，是女性产后补益佳品。

福建省： 福建的女性坐月子基本上都离不开土鸡，而且要公鸡，很多家庭都会准备二三十只土鸡。不单单是炖鸡喝汤，还要炒着吃，不放水，放较多的老姜丝，用糯米酒或者红薯酒焖熟，认为能够改善产妇体质。茶油对于福建女性坐月子来说也是不可缺少的食材，被称为"月子宝"。产妇坐月子吃茶油，能够增加泌乳，不易发胖。另外，在月子期间，福建的产妇除了吃鸡肉、喝鸡汤、吃茶油外，也会用鱼汤、鸽子汤、猪腰等进行食补，对身体恢复及催乳都有帮助。

华中地区

河南省： 河南的女性坐月子以吃乌骨鸡为主，据说大补。蔬菜吃得少，不过茄子例外，因为认为茄子对催奶很有帮助，因此河南的女性在坐月子期间常进食茄子。产妇一般不让吃鱼，认为鱼可能回奶。她们几乎每天都要吃五六餐的鸡肉和鸡汤，平时主食一般是米粥和馒头，还会吃很多红枣，认为红枣、红糖补血养气，对产后妈妈体能的恢复大有益处。芝麻饼也是河南产妇少不了的点心，芝麻对泌乳有非常大的益处。

华南地区

广东省： 广东女性在坐月子期间，饮食主要以"姜"为主。广东地处南方，气候比较潮湿，加上产后"百脉虚空"，多吃姜可以让气血通畅。比如猪蹄煲姜就是广东女性坐月子期间的主要餐食，由姜、黑醋、猪蹄、鸡蛋熬制而成；姜、醋能祛风散寒、活血祛瘀，猪蹄含有钙质，而醋有利于使钙溶出，有助于产妇补充钙质。

西南地区

四川省：四川女性坐月子，早餐一般就是糖鸡蛋和醪糟（甜酒酿）汤圆换着吃；午餐与晚餐以米饭为主，多喝汤，一般都喝公鸡汤。蔬菜很少吃，一般就吃点青菜。虽然四川人的日常饮食以麻辣著称，但对坐月子的女性是例外，辣椒和花椒都列为产妇的禁忌作料。老一辈人常说吃过多辣椒，可能导致恶露不止，影响子宫恢复。

西北地区

青海省：青海女性坐月子会采取避风措施，调养以喝鸡汤、喝粥为主，忌辛辣，平时会裹一条头巾，待在房内调养30天不出门。

甘肃省：甘肃女性坐月子讲究清淡，以流食或半流食为主。常见食谱有小米红糖红枣粥、鸡汤、猪蹄汤、鸽子汤、鲫鱼汤等。

陕西省：陕西女性坐月子的饮食调养以肉汤、小米粥、各式杂粮面食（荞麦、燕麦为主）为主，水果蒸热食用。

港澳台地区

台湾地区：台湾有句话："月内无坐好，呷老就艰苦。"说明了产后月子食补的原则及重要性，就是用合适的食材补血、下奶。生化汤和麻油鸡酒是台湾女性月子期间最主要的两种食补汤方。生化汤以全酒配合中药熬制而成，不但可以活血化瘀，还能加强抵抗力，另外，对子宫收缩也有帮助。麻油鸡酒除了含有高蛋白，可以帮助泌乳，还能排胀气，并能让身材恢复紧实苗条，对产后女性是一道很理想的营养补品。而客家女性在产后多待在房内调养，直到满月（一般为30天）才出房门。月子期间不吃青菜，而是选择有特色的鸡子酒（含姜、鸡、酒）。其中姜要用老姜，鸡肉最好是选能祛风驱寒活血的大公鸡，若有未生蛋的小母鸡更好，再加上糯米酒，用小火慢炖至酒气全散。

（4）世界其他国家坐月子的文化与习俗

前面我们介绍了中国部分地区的坐月子情况，下面再看看其他国家都是怎么坐月子的。

印度

用草药水沐浴。印度的传统月子根据地域的不同，时间在40～60天。坐月子的主要目的是预防新生儿和产妇感染，以及帮助产妇恢复正常的生活。月子期间，产妇会减少进食辛辣生冷食物。印度的传统习俗还包括用浸有草药的水沐浴，以及用含有芥子油、姜黄的特殊精油为产妇进行按摩。印度人认为这种方式能起到放松、杀菌、止痛的作用。

日本
注重产妇营养与平衡性。在日本，女性在生产之后大约有3周的产后恢复期。产妇的营养也是相当受重视的。医院会请营养师对产妇的饮食进行专门配餐。但是，不同于中国人坐月子，日本产妇饮食几乎都会提供冰水果和冰牛奶。而且产妇如果出现因涨奶引起的乳房肿痛，护士也会建议产妇进行乳房冰敷。相较于中国产妇2周之内不可洗澡的传统，日本产妇在生完孩子的第3天即可进行简单淋浴，1个月后即可盆浴。

美国
产后6小时下床运动。美国没有特殊的坐月子习俗，但产妇在生产之后会有2周到2个月的康复休息时间。她们也没太多禁忌，例如月子期间不能受风以免着凉、不外出等。相反，在美国人的观念里，产妇产后6小时需下床运动，以利于身体恢复、排气及排恶露。另外，美国医生会叮嘱产妇注意产后饮食的营养与均衡，可是并没有什么需要忌口。美国人认为温水不如冰水可口，所以产妇一样喝冰水，甚至宝宝喝的奶也是冰的。

韩国
每餐必喝海带汤。韩国对于女性产后的100天是相当重视的。韩国人的坐月子护理方式和中国人很相近。唯一比较特殊的是，韩国会给产妇每餐都做海带汤。因为海带汤含有丰富的微量元素，对身体十分有益。另外，韩国人认为海带汤对子宫的收缩和恢复也很有帮助，坐月子期间也常以海带、牛肉、南瓜等食材烹煮进补。

德国
医生为产妇提供黑麦啤酒。一般德国医生会建议顺产产妇留院观察7天左右，剖宫产产妇产后留院7~14天。大部分医院会提供产后恢复的运动课，帮助产妇子宫收缩复位及盆底肌恢复弹性。德国医院还会为产妇提供一种酒精含量极低（酒精度0%~2.5%）的黑麦啤酒以增加乳汁分泌。这种黑麦啤酒含有丰富的氨基酸和多种维生素，其热量也很高，可以帮助产妇恢复体力，补充营养。

专家提醒

新时代女性坐"新月子"

不管东方西方，女性怀孕期体内各系统的变化是一样的，生完孩子都需要有一个恢复阶段，如子宫恢复需要6~8周。

但东西方人的体质差异很大，西方人饮食以肉食为主，东方人饮食以植物类为主。还有环境因素，西方人主张产后马上洗澡。

尽管中西文化背景不同，但对于产妇产后要多休息、补充营养、避免感染等原则是一致的。总之，女性坐月子对个人和家庭而言，都是很重要的人生课题。

（文字/吴金德）

2 中医药学与坐月子

古人认为母亲负有养育孩子的重责，孩子的健康与母亲息息相关，所以自古对孕、胎、产皆有详细的记载及规范。如马王堆三号汉墓医书中即提出了养胎理论及方法，产后保健法及产后埋胞（胎盘）法。医圣张仲景的《金匮要略》中，也有"妊娠病脉证并治"论及新产三病的记载：一为病痉（产后抽筋），二为病郁冒（眩晕不省人事），三为大便难（便秘）及一些产后常见的异状，如发热腹痛、虚烦腹泻、恶露不尽等的病因病机及其应对方法，总之，认为产后多虚、多瘀是其特点。

到了唐朝，医家提出产后五脏虚羸，百日后方可行房。清朝《古方汇精》中还记载了新产后生活注意事项，如避阵风；生男生女是男方的问题，不应由产妇承担；生化汤的使用；不可乱服补药酒等。

中医认为，产后7日之内是最重要的调养期，坐月子分为小满月30日，大满月100日，古时富贵之家的产妇坐月子是以百日为度。

（1）现代人应该如何坐月子

中国人为什么会有坐月子的传统？因为在生产过程中，不论自然生产或剖宫产，都会因为生产使产道受伤出血、用力出汗，耗费许多精神和体力；也因为在中国古代物质不是非常丰富，女性营养摄取又较男性差（古时重男轻女），便会借由坐月子来好好补养身体，否则产妇的身体会因此变虚，坐月子的传统就这样传承下来了。一般坐月子都会根据产妇的身体状况给予调理。

另外，坐月子期间正是妈妈与宝宝建立亲密关系的重要时刻，产妇若能在这个阶段受到良好的照顾，多爱自己一点，拥有平静、愉快的心情，新生儿也能感受到妈妈良好的情绪，进而培养出健康的性格。

（2）分娩是女性身心的重要转折期

在分娩过程中，体内气血两失，免疫功能下降，容易受感染。因此才会有"生得过麻油香，生不过四块板"的俗语。

中医学对于女性产后调理尤其重视，这是因为产妇分娩时必须用力娩出胎儿、身体大量出汗，容易导致阴血骤虚、元气耗损、百脉空虚，所以中医理论有"产后多虚多瘀"的说法。另外，中医主张"风为百病之长"，意思即是说感染是很多疾病的原因，而体虚更容易感染，若无法在第一时间处理得当，很容易因此留下后遗症，比如体质会变得虚弱，容易感冒、感染，莫名头痛、筋骨酸痛、易疲倦等。

不仅如此，从妊娠期开始，女性各部位都会为了迎接新生命而产生极大改变，这些变化都要在产后6~8周渐渐复原，所以充分的休息调养自然不可少。

西方人似乎没有坐月子的传统，其实是因为他们平日饮食多为高蛋白、高脂肪的肉类，吃得多、运动也多，所以生产过程对西方女性造成的伤害相对较小。但步入中年后，因月子里没受到好的照顾，反而易患妇科疾病、风湿、视力减退等病症，比起有坐月子传统的东方人来说，患病概率会相对增加。

经由科学统计，月子生活的种种注意事项确实是有其意义的。月子中调养得宜，可以修复某些旧病患，使身体更加健康；但错误的坐月子方式则会加速身体老化，使身材走样、骨质流失、体力消耗，甚至导致更年期提早来临。

（3）产后身体容易出现的异常情况

生产过后最容易出现的症状有：头晕、精神差、身体疼痛、怕冷、怕热、怕阵风、汗出、微热、恶露不止以及乳房问题。"血虚"首当其冲，因为一般生产时用了很多力量，气随血去，产妇脸色会变得苍白、精神差、易疲倦，这是气血不足的现象。气血不足会导致子宫收缩不好，引起恶露不止，此时当以滋阴、养血、补气作为调理方式，一般可用十全大补汤、圣愈汤来调补。有积滞不易消化的人，可以改用黄芪、党参、茯苓、红枣、枸杞子、甘草来炖鸡，或用黄芪、党参、茯苓、红枣、黑枣、枸杞子、莲子、桂枝、怀山药、当归、甘草等中药，与鸡、排骨或素肉一起炖补。

专家提醒 | 坐月子的注意事项
❶ 产后7日内服生化汤，每日1剂，块痛未除者可再服几剂。

❷ 产后7日内不可轻易服用人参、鹿茸等补药，除非医师处方。

❸ 小腹下体要保暖，纵然夏日也应盖薄被。坐月子时穿的服装以天然材质和舒适为原则，如丝、棉、麻为优。

❹ 环境以清洁通风舒适为要。天热时可使用冷气，但应保持卧室与客厅渐进式的改变，避免冷热剧烈变化引起感冒。冬天可用暖气，需注意空气流通。

❺ 产后7日内尽量卧床休息和睡眠。

❻ 忌看书、上网、写字、哭泣，以免伤及眼睛，容易造成视物模糊。忌生气，生气容易使恶露不畅而成块，还会使乳汁不畅造成乳腺炎。

❼ 忌冷水、阵风。忌房事。

❽ 洗澡、洗头、刷牙，应如常进行。

❾ 蔬菜、水果皆可食用，可视排便状况增减，若出现口苦、口干，皮肤有红疹，则应当增加蔬果摄取量。

（4）坐月子的调理原则

其实生产时当胎盘排出子宫外，子宫会立刻收缩，子宫底的高度也会随之改变。生产后，子宫底高度降于脐平或脐下一指，产后第2天会稍高于脐，以后每日下降约一指宽，2周之后子宫即下降至骨盆腔，从腹部已无法摸到；待6周后，子宫即可恢复近似怀孕前大小。

子宫在产后可借由子宫收缩自行清除黏附于子宫壁上的物质，经由阴道流出类似经期的血，和经血量差不多，有时量稍微多一点，这就是大家统称的"恶露"。

恶露刚开始2~3天，量多且色偏红，渐渐颜色会变成淡红色，量也逐渐变少，产后第10天左右大多会变成黄色或白色。正常情况下，产后4~6周，大多数产妇恶露皆应该排干净了。

清朝《女科经纶》里有提到："产后气血暴虚，理当大补，但恶露未尽，用补恐滞血，惟生化汤行中有补，能生血又能化瘀血，真万全之剂也。"生化汤常用于治疗产后瘀血内阻，因其具有活血化瘀，促进乳汁分泌，让子宫功能迅速恢复，并减少产后腹痛、预防产褥感染的作用，所以是产后的必服方剂。

基本上，女性生产完处于"血虚"和"血瘀"状态，因此若身体有任何病痛或疾病，中医首先会以"固气血"为主。当然，还得看恶露有无，并根据产妇生产方式（自然产或剖宫产）给予适当处置。

（5）坐月子调理四阶段

产妇经过十月怀胎，产后身体气血空虚、抵抗力也较弱，很容易抵挡不住病菌的侵袭，感冒、肠胃不舒服的症状也会随之增加。针对产妇分娩后容易出现的小毛病，需要分步骤进行调理，这些调理方法在可行度与医学理论上，更是历经千百年的智慧结晶。

一般来说，产后分四个阶段调理：

第一阶段 促进子宫收缩：清除恶露，促进乳汁分泌。

由于产后多虚多瘀，气血不足，故着重于去瘀生新，使子宫内瘀血排出，促进子宫收缩，代表方剂有生化汤。

第二阶段 养血、化瘀血：并兼补气，加强子宫内膜修复。

益气养血，调整肠胃功能，渐进加上少量通乳药，使乳汁顺利排出，代表方剂有八珍汤，可加枸杞子、覆盆子，加上通乳的中药材就更完美了。

第三阶段 补气、健脾祛湿：调理肠胃，促进体力恢复。

健脾补气养血，消水肿修复子宫内膜，妊娠期为了孕育宝宝，水分会增加，此时当以健脾利湿为主，预防产后水肿，恢复身材，代表方剂有四神汤加补气、补血药。

第四阶段 补气、养血、益肾：加速骨盆及子宫卵巢功能恢复正常，预防产后腰酸背痛及掉发。

健筋骨，帮助骨盆腔复原，促进卵巢功能恢复，激素正常分泌，使月经规律，预防产后掉发及骨质疏松。代表方剂如六味地黄丸加阿胶或龟鹿二仙胶。

其实许多产妇对于坐月子都是一知半解，以致坐月子服用太多生化汤，造成恶露时间延长；或是只吃十全大补汤，造成口干舌燥、便秘等上火症状，这些都是用错方法所致。

女性产后调理必须循序渐进，一个步骤调理完成，才可以进行下一个步骤。至于有些产妇会碰到长辈要求不要喝水的问题，医师不建议如此操作，因为水是维持生命的重要元素，可以适量摄取，但记得要喝温水。

（文字/徐慧茵，王淑君）

3 坐月子的现代医学解释

从现代医学角度讲，"月子期"就是"产褥期"，即从分娩结束到恢复至孕前状态的一段时间，一般认为是产后42天。

我国的坐月子习俗可追溯至2000多年前西汉的《礼记内则》，将其称之为"月内"。实际上，坐月子主要是为了保证新妈妈在产后一段时间的恢复与调整，中心内容是适当的休息、充足的营养与良好的保养。但在不同地区和不同民族，由于传统文化和人们意识的差异，加之科技水平和现代医学知识欠缺的影响，坐月子的习俗和要求也不尽一致，甚至有很大差异。有些习俗（如多喝汤、多吃鸡蛋鸡肉等高营养食物、忌辛辣生冷食物、注意充分休息、少干扰、注意室内温度不要太凉等）是比较合理并符合现代医学要求的，但也有些习俗（如要求长期卧床休息、不能洗头洗澡刷牙、不能喝水、不能见风等）则欠缺合理性，也没有现代医学基础。

那么，坐月子是否符合现代医学的理念与要求呢？

女性在怀孕后，为了适应胎儿的发育并为分娩进行准备，全身尤其是生殖器官发生了很大变化。如子宫容积明显变大，子宫血管变粗以增加对胎盘和胎儿的血液供应，保证胎儿的正常发育；阴道黏膜充血肥厚，阴道壁变松软，伸展性大大增加，有利于分娩时胎儿娩出；乳腺逐渐发育使乳房增大，乳头和乳晕颜色加深，可有胀痛感；血容量增加，由于血液稀释而容易出现生理性贫血，且由于子宫不断增大，膈肌逐渐上升，心脏受到挤压，可使心脏负担进一步加重，出现心慌、气短等现象；另外，为了获得并贮存足够的热量和营养物质以供胎儿生长和分娩后泌乳的需要，孕妇食量大增，常导致体内脂肪蓄积和体重增加。

分娩后，产妇便进入了产褥期即月子期。在这段时间里，妈妈的乳房开始大量分泌乳汁以喂养宝宝，母乳也是出生后宝宝的最佳食物。除乳房外，妈妈的生殖器官和全身其他组织器官会逐渐恢复到非孕状态，如子宫逐渐复原；血容量恢复正常（通过排汗、排尿增加等）；胃肠道蠕动恢复，消化能力和食欲恢复正常；不哺乳或仅部分哺乳的妈妈，可较早出现月经回潮。总之，产褥期是产妇全身多系统和形体功能等逐渐复原的时期，这些生理功能复原约需一个半月时间才能完成。

由此可见，产妇在产后一段时间（主要是月子期）的恢复、调整与保养是非常重要的。无论是从中医学还是西医学的角度来看，坐月子都应是协助产妇顺利度过一生中最重要的生理和心理转折时期，正确坐月子对于保障女性后半生的身心健康有重要作用。

从现代医学的角度来看，坐月子习俗有合理或欠合理或不合理的内容。以下就几个主要方面加以讨论：

- **活动与运动**：总体看，分娩后产妇需要有一段时间（即产褥期）的良好休息，但这并不意味着在一个月甚至更长时间都不活动。经过几天的休息后，逐渐恢复适当的活动和运动有利于产妇身体复原。但恢复活动/运动的时间和活动量等因人而异，需要综合考虑身体素质、平常的习惯以及分娩和产后的具体情况。月子期的适度运动对于消除腰部、臀部赘肉、恢复肌肉组织的弹性很有好处。一般来说，产后10天左右就可以开始进行腹肌收缩、仰卧起坐等适当的运动，但喜欢舞蹈和有氧运动的产妇，建议在"坐满月子"后再开始。同时，也不建议产后一段时间有剧烈和高强度的运动，运动/活动时间也不宜太久。若分娩后产妇长期卧床，不仅不利于身体复原，还可能导致肌肉和骨关节废用性萎缩，以及超重和肥胖等。

- **食物与营养**：分娩导致产妇的身体消耗很大，加上分泌乳汁以喂养宝宝，所以在月子期间补充足量的营养物质（尤其是蛋白质、矿物质、维生素和碳水化合物）是非常必要的。但刚分娩后的一段时间，食欲常常不佳，因此需要增加高营养食物，如鸡蛋、鸡肉、猪肉、牛奶、鱼虾等的摄入。需要指出的是，除了摄入足量的高蛋白、高热量食物外，分娩后还应逐渐增加新鲜蔬果的摄入，以补足必需维生素和矿物质。另外，还要注意"两个极端"：一是由于摄入高热量食物过多、营养过剩而导致超重和肥胖；二是由于追求快速恢复到孕前的苗条体形或迅速减重而过分节食，这对人体健康产生的不良作用和危害是很大的。

- **清洁卫生与环境**：月子期间应注意良好的个人清洁卫生和环境条件。一些地方的月子习俗要求产妇在月子期间不能洗头洗澡、要"捂"、不能"见风"等做法是不对的。在刚分娩后几天，确实需要注意保暖，以防止着凉而生病（感冒、感染等），但对于一般产妇而言，在3～5天（至迟1周）后即可洗澡洗头，当然要注意水温和室温，以及时间不要太长。月子期要"捂"、不能"见风"的要求也不是绝对的，刚分娩后几天需要多注意一些，1周后就需要逐渐少"捂"，同时也要注意房间里适当的通风和温度（一般以20～22℃为宜）。

现代西方医学认为分娩是一个自然过程，产后恢复也应顺其自然，在产褥期无须特别照护，产后很快就可恢复正常的活动，这种看法也是有利有弊的。"顺其自然"也要有度，凡事都不能太绝对。中医和西医对待坐月子的态度不仅受地域、人种、文化、环境差异等因素的影响，实际上还反映了两种不同的思想体系，即我国传统的中医学更强调人体的整体观和预防为主的观念，而现代西方医学更注重现有的科学知识和顺其自然，因此，应互相取长补短，以保障和促进女性身体健康。

在我国，坐月子的习俗和传统观念已深入人心。从医学、社会学和心理学等多角度来看，坐好月子也是协助产妇顺利度过人生转折的关键一环。在一代代的传承、发展和演变过程中，坐月子的作用和重要性已得到大众的普遍认可和接受。产妇及其家人也会受到不同程度的心理暗示，认为只有坐好月子，才算完成了产后的一项重要任务，从而产生一定的心理安慰和安全感，给产妇的身心健康带来积极的影响。

随着科学技术和现代医学的发展、时间和社会的演变，"坐月子"的内涵和内容也应有所变化和调整。实际上，坐月子最主要的目的就是通过做好产后调理和照护，促进产妇身体恢复、预防产后疾病、增强体质、提高健康水平。自然，坐好月子也有利于良好母婴关系的建立，进而起到保障宝宝健康的作用。因此，在保留坐月子习俗的同时，应对其加以必要的改良和完善，"去其糟粕、留其精华"，去除其中不科学的内容，修改完善欠合理的内容，使其更科学、更合理，也更能适应现代社会和家庭的需要。

（文字/张立实）

4 坐好月子关系母婴两代健康

女性一生有三个重要的转折点：第一个就是青春期初潮前后，这时的女孩有如含苞待放的花朵；第二个则是怀孕生产期前后，女性此时若能保养得宜，美丽人生则更趋成熟；第三个则是更年期前后，此时的女性已由成熟迈入生命中的中晚年岁月。这三个时期中第二个时期是人类孕育新生命，让人类得以延续的关键，也是女性一生中最有生命力的特别阶段，此阶段关乎两代人的健康，更是幸福家庭、幸福人类的重要连接期。

孕育是女性一生中最难忘的经历，女性从怀孕到生产再到坐月子的心理变化、生活起居变化等均会影响其未来健康。其中坐好月子关系母婴两代人的健康。

（1）坐好月子可以改善身体原有的旧疾患

西方似乎没有坐月子的文化与习惯，但西方女性步入中年后，妇科疾病、风湿、视力减退等病症比起有坐月子习惯的东方人来说，概率会相对增加。数据显示，坐好月子，身体原有的旧疾患可以得到有效改善，而母婴的照料与生活饮食是一体性的关系，连带会影响母婴两代人的生活幸福与健康。

（2）坐好月子对母乳妈妈的重要性

母乳是婴儿最重要的营养来源，乳汁充足可以为宝宝带来更强的抵抗力，如何一人吃补两人？哺乳期的妈妈每天乳汁分泌700～1300毫升，在营养学上，必须比一般人多增加400～600千卡的热量，且依产妇活动量及婴儿乳量的需求不同，有不同的热量需求。在母乳期间是否坐好月子关乎婴儿的健康基础，不得不重视。

（3）未坐好月子影响家庭幸福

若产妇在分娩后出现各种不适，诸如盆腔疼痛、产后多汗、掉发、便秘……若未在黄金关键期做好调养，恢复元气，会影响女性以后的身体状况，诸如照料婴儿的体力、性生活的和谐度……皆会因妈妈产后身体状况的改变而改变。

（4）未坐好月子的新妈妈无法照顾好新生儿

新生儿吃饱了吗？为何一整天都在睡？新生儿的便便颜色为什么是这样？喂奶、睡觉、洗澡等，新妈妈每天都要观察宝宝的细微变化，进行生活照料。

新妈妈必须要有最好的月子膳食调养，最佳的休息照护，才有体力产出母乳给予新生儿，所以坐好月子是新妈妈很重要的产后课题，未坐好月子的新妈妈，无法在新生儿关键照料期给予宝宝关怀和照护，这会对宝宝造成难以弥补的影响。

（5）坐好月子可降低女性的医疗负担，也可以帮助国家节省医疗资源

医学趋势已从传统模式走向大健康模式，医疗资源在各国皆已面临沉重的负担，若女性在产后坐好月子，身体的代谢修复功能必定增强，相对也能给国家节省医疗资源。

古语常说"三分医药、七分调理"，调理在疾病治疗康复中具有重要作用，而饮食调理对宝宝健康更有重要影响。"辨证用膳"是中医饮食调理的特色，尤其坐月子期间依据产妇的身体基础、体质、病症等，采用阶段式的膳食调养，把月子坐好，等于为自己和新生儿都打下了坚实的健康基础。母婴两代人的健康状况在一定程度上决定于产后是否坐好月子。

（文字/吴金德）

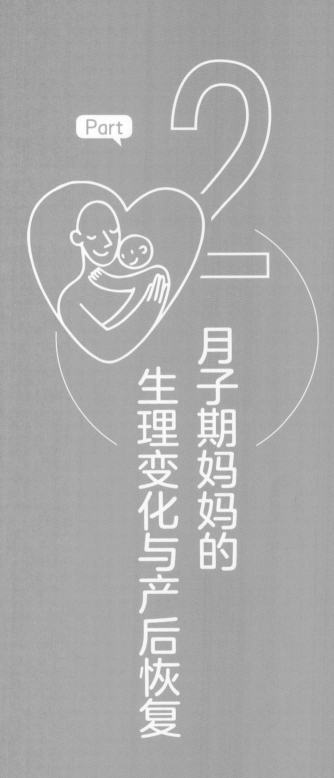

Part

2

月子期妈妈的
生理变化与产后恢复

① 产后恢复过程

（1）生殖系统的变化与恢复

产后妈妈的恢复过程包括全身各个方面，生殖系统的恢复变化是哺乳期妈妈最能体会到的。

1）子宫的恢复 产后子宫的变化最为明显。在医学上，胎盘娩出后子宫逐渐恢复至怀孕前状态的整个过程叫作"子宫复旧"，通俗一点就是我们常说的子宫恢复，这个时间一般是6周左右。子宫恢复过程是非常复杂的，主要变化包括子宫平滑肌组织的恢复和内膜的再生，同时还涉及血管变化、子宫下段和宫颈的复原等。

❶ 子宫平滑肌的恢复（复旧）：与我们想的不一样，子宫体积变小不是子宫肌细胞数目减少，而是这些细胞中蛋白质被分解排出导致细胞体积缩小。月子后期子宫的体积及重量均明显减小，产后1周子宫就缩小至与怀孕12周时一般大小，产后6周就已经恢复至怀孕前大小。子宫重量也逐渐减少，分娩结束时约为1000克，产后1周时重量减半，约为500克，产后2周时约为300克，产后6周恢复至只有50～70克（图1）。差不多产后6周左右，子宫的大小和重量就恢复到没有怀孕时的状态，所以月子期一般为6周。

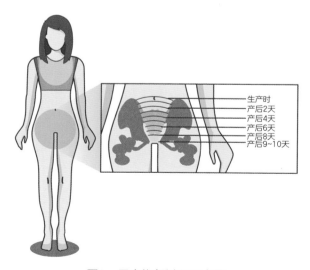

图1　子宫恢复过程示意图

生产时
产后2天
产后4天
产后6天
产后8天
产后9~10天

❷ 子宫内膜的恢复——排恶露：胎盘、胎膜娩出后，遗留的子宫内膜最表面的一层发生脱落，形成恶露的一部分自阴道排出；而子宫内膜基底层可以逐渐再生，缓慢修复。整个子宫内膜完全修复所需要的时间也是6周。

正常恶露由于颜色、内容物及排出时间不同，可分为以下三种：一为血性恶露，产后最初3天的恶露，呈红色，主要由血液、坏死脱落的子宫内膜、胎儿皮脂、羊毛脂、胎粪组成；二为浆液恶露，产后4~14天的恶露，呈淡红色，主要由血液、伤口渗出液、红细胞、白细胞、宫颈黏液、微生物、少量内膜碎片组成；三为白色恶露，产后14天以后的恶露，呈浅黄色，主要由白细胞、蜕膜细胞、黏液、细菌、上皮细胞组成。不同时期的恶露变化见图2。

产后第1天	2~3天	3~4天	1周	2~3周	4~6周

图2　产后恶露色泽变化

分娩方式是影响产妇恶露持续时间的重要因素之一，一般剖宫产手术产妇恶露恢复时间相对较长。主要原因有以下几点：

- 宫口未开，恶露难以顺利排出。
- 宫腔内感染，炎症影响恶露排出。
- 宫腔过度擦洗，不利于子宫内膜恢复。
- 手术导致子宫收缩的对称性和极性被打乱，血管遭到破坏。
- 催乳素及催产素分泌不足。
- 术后患者多卧床，活动少。
- 母乳喂养时间开始较晚。

此外，是否为第一胎也会影响恶露时间。一般来说，初产妇产后第一天恶露排出量明显少于经产妇。这可能是因为经产妇产后子宫收缩力强，可使恶露顺利排出；而初产妇子宫弹性恢复较慢，影响子宫收缩复旧，因此恶露恢复时间也较长。另外，宝宝体重也有可能影响恶露时间，宝宝越重，子宫复旧时间越长，产后恶露的持续时间也会延长，恶露量随之增大。

17

值得注意的是，产后纯母乳喂养有利于恶露排出。纯母乳喂养的新妈妈恶露时间大大缩短，主要是由于宝宝吮吸或抚摸乳头时会刺激妈妈释放催乳素和催产素，后者进一步引起子宫平滑肌收缩，促进产后子宫复旧。

> **专家提醒**
>
> 在孕期创造条件顺产，产后尽早纯母乳喂养，都是促进恶露尽快排出、预防产褥期感染的有效方法。

❸ **子宫血管的恢复**：胎盘娩出后，胎盘附着面面积缩小，子宫动脉和静脉压缩变窄，数小时后血管内形成血栓，出血量逐渐减少直至停止。若子宫复旧不良出现血栓脱落，可导致晚期产后出血。

❹ **子宫下段及宫颈的恢复**：产后子宫下段肌纤维缩复，逐渐恢复为非孕时的子宫峡部，此时宫颈外口呈环状如袖口，产后1周后宫颈内口关闭，宫颈管复原。产后4周左右宫颈恢复至未怀孕时的形态。由于分娩时宫颈外口常发生轻度裂伤，使初产妇宫颈外口由圆形变为产后"一"字形。月子期宫颈外口变化见图3。

❺ **子宫复旧不全**：容易发生产后出血或感染，对新妈妈的身心健康非常不利，很多原因会影响产褥期的子宫复旧。其中，剖宫产是导致产后子宫复旧不全的最主要因素。此外，喂养方式对子宫复旧也有明显影响，母婴早接触早吸吮、母婴同室、纯母乳喂养可加速剖宫产产后子宫复旧，减少产后出血及恶露量，降低子宫复旧不全的发生。

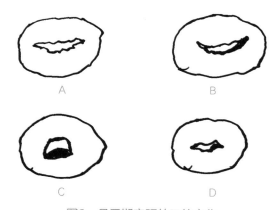

图3　月子期宫颈外口的变化
A.分娩时；B.分娩后8小时；C.分娩后8天；D.分娩后14天

一些产科病理状况也会影响产褥期的子宫复旧，如分娩巨大儿、多胎妊娠、羊水过多、胎盘胎膜残留、胎盘息肉、产褥感染、子宫肌瘤、子宫畸形等，但是最主要的因素仍是分娩方式和喂养方式。剖宫产产妇子宫复旧不全的原因有以下几点：

- 产妇焦虑，导致神经系统发生功能性和内分泌性紊乱。
- 不良饮食习惯。
- 切口炎症。

专家权威解释　子宫复旧不全，指某些因素导致产后子宫复旧延迟，下降缓慢，产后42天子宫不能恢复正常大小，甚至子宫出现移位，恶露量增多以及持续时间延长的现象。

专家提醒　在孕期创造条件顺产，产后母婴早接触早吸吮、母婴同室、纯母乳喂养都是促进子宫复旧的有效方法。

　　⑥ 怎样判断子宫恢复良好：恶露被很多医生称为"观察子宫恢复好坏的镜子"，产后每天观察恶露的排出量、色泽和气味的变化等，就可以及时了解子宫的恢复情况。正常恶露和异常恶露的判断见表1。

表1　正常恶露和异常恶露的判断

正常恶露	异常恶露
产后3~4天，带有血腥味，但无臭味，排出量不超过月经量，有光泽，不污浊	血性恶露量多、持续时间长，常提示子宫恢复不良
4~5天以后，可以变成淡粉色、咖啡色，最后变成淡黄色	若恶露为鲜红的血液，应警惕胎盘残留
7~10天变为淡黄色，一般无异味	恶露量多，且有腐臭味，色泽污浊，再结合腹部压痛、发热，提示有宫腔内感染

产褥期应养成良好的健康习惯，每天用温开水清洗外阴，上午、下午各1次，勤换卫生垫，勤换内衣内裤，确保外阴清洁、干燥。

2）阴道的恢复　分娩后阴道腔扩大、阴道黏膜及周围组织水肿，阴道皱褶减少甚至消失，导致阴道壁松弛及肌张力低。阴道壁肌张力于月子期逐渐恢复，阴道腔逐渐缩小，阴道皱褶约在产后3周重新出现，但阴道至产褥期结束时仍不能完全恢复至未孕时的紧张度。有20%～50%的产后女性有阴道松弛的困扰，但实际只有不足5%的人到医院检查。一般人都会认为阴道松弛是一种自然老化现象，不予理会。

产后阴道松弛常见原因有以下几点：

- 分娩中期引产造成的阴道损伤。
- 多次分娩。
- 产后缺乏运动。
- 产褥期盲目减肥。
- 不注意营养或者过于劳累进而导致盆腔肌肉群恢复不良。

阴道本身有一定的修复功能，产后出现的扩张现象3个月后即可恢复。但经过挤压撕裂，阴道中的肌肉受到损伤，其恢复需要更长的时间。所以很多人误认为只有顺产会导致阴道松弛，其实剖宫产也会有阴道松弛的现象。所以，新妈妈应到医院妇科定期做检查，听取医生的意见，科学地保养自己的身体。

产后需要及时通过一些锻炼来加强阴道弹性，促进阴道紧实。

3）外阴的恢复　分娩后外阴会出现轻度水肿，于产后2～3日内逐渐消退。会阴部血液循环丰富，若有轻度撕裂或会阴侧切缝合后，一般于产后3～4日内愈合。产后外阴水肿的发生原因较多，具体见表2。

表2　产后外阴水肿的常见原因

主因	具体原因
产妇自身因素	妊娠期高血压
	外阴组织疏松
	妊娠期肾脏损害
	低蛋白血症
胎儿因素	滞产胎儿通常需予以手术分娩，增大会阴裂伤的发生概率
	产妇长时间使用腹压，导致渗出性水肿
	第二产程延长
助产士因素	多次阴道检查，软产道受到连续摩擦和挤压
	未按照程序和手法保护产妇会阴部，导致产后外阴水肿
	未能严格把握缝合操作，缝合的针数过多、缝线松紧度把握不到位等

4）盆底组织的恢复　在分娩过程中，由于胎儿先露部长时间的压迫，使产妇盆底肌肉和筋膜过度伸展导致弹性降低，病区常常伴有盆底肌肉组织的撕裂，所以产褥期应避免过早进行重体力劳动。若能于产褥期科学、正确地坚持做产后康复锻炼，盆底肌可能在产褥期内即恢复至接近未孕的状态。盆底组织恢复不好的产妇，可能会出现盆腔器官脱垂。

产后盆腔器官脱垂的常见原因有以下几点：

- 盆底肌及其筋膜发生严重撕裂造成盆底松弛。
- 产褥期过早参加重体力劳动。
- 产后缺乏运动。
- 分娩次数过多，间隔时间短，盆底组织难以完全恢复。

（2）乳房的变化

妊娠期体内雌激素、孕激素等多种激素水平升高，使孕妈妈乳腺发育、乳腺体积增大、乳晕加深，为产后泌乳做好了准备。当宝宝出生后，新妈妈血中雌激素和孕激素水平急剧下降，而催乳素开始释放，在催乳素作用下，乳汁开始分泌。婴儿每次吸吮乳头时，来自乳头的感觉信号经传入神经到达妈妈下丘脑，增强催乳素释放，促进乳汁分泌。由于乳汁分泌量与新妈妈营养、睡眠、情绪和健康状况密切相关，所以保证新妈妈饮食营养丰富、休息和睡眠充足、避免精神刺激是至关重要的。若此期乳汁不能正常排空，可出现乳汁淤积，导致乳房胀痛及硬结形成；若乳汁不足可出现乳房空软。

喷乳反射，是指宝宝有力地吸吮乳头，反射性地引起妈妈释放缩宫素，使得乳腺腺泡周围的肌上皮收缩，乳汁从腺泡、小导管进入输乳导管和乳窦而喷出乳汁的过程。

有效吸吮和不断排空乳房是保持乳腺不断泌乳的重要条件。

为促进产后乳房的恢复，可进行以下乳房护理：

- 每次哺乳前洗手，用干净毛巾和温水清洗乳头和乳晕，保持乳房清洁、干燥。
- 如果乳头有垢痂，先用含油脂的软膏涂抹乳头，待软化后用温水洗净，方可哺乳。
- 每次哺乳前，轻柔地按摩乳房，以刺激泌乳反射。
- 哺乳时，采取母婴均舒适的正确位置。
- 用手呈C形托住乳房，让婴儿含住乳头及大部分乳晕，待吸空一侧乳汁后，再哺乳另一侧。
- 哺乳期佩戴纯棉或蚕丝乳罩，避免过紧或过松。
- 乳汁过多、婴儿吃不完时，应用吸奶器将剩余乳汁吸空，避免淤积影响乳汁再生，预防乳腺管堵塞和两侧乳房不对称等情况的发生。

（3）循环及血液系统的恢复

胎儿娩出、胎盘剥离后，子宫和胎盘之间的血液循环被打断，同时由于子宫收缩，大量血液从子宫涌入，加之妊娠期潴留的组织液回流吸收，所以产后72小时内，新妈妈循环血量增加15%~25%，这个时候尤其应注意预防心脏疾病的发生。增加的循环血量于产后2~3周恢复至未孕状态。

产褥早期产妇的血液处于高凝状态，有利于减少产后出血，但也易导致下肢静脉血栓形成。增加的凝血物质分娩后2~4周内降至正常。稀释性血红蛋白降低的水平于产后1周左右回升。白细胞总数于产褥早期较高，一般1~2周恢复，同时血小板数量增多。月子期间新妈妈的血压变化不大，孕期存在高血压的妈妈在月子期将逐渐恢复正常，但也有少部分产妇因为血压未能恢复到孕前的正常水平，而形成慢性高血压病。

专家提醒　孕期存在妊高征的新妈妈，月子期间应该继续进行血压监测。有基础心脏疾患的新妈妈更应警惕相关问题。

（4）消化系统的恢复

怀孕期间孕妈妈胃肠蠕动及胃肠道平滑肌张力均减弱，胃液中盐酸分泌量减少，产后需1~2周才能逐渐恢复。产后1~2日内产妇常感口渴，尤其喜欢流食或半流食；同时由于月子期间活动减少，肠蠕动减弱，加之腹肌及盆底肌松弛，导致新妈妈很容易便秘。此时应注意多吃富含膳食纤维的蔬菜、水果，以促进肠道蠕动，预防或改善便秘。

一般来说，消化系统的功能在产后1~2周就可以自行恢复。月子餐的选择尤为重要，应根据不同的产褥阶段选择相应的月子饮食。这里介绍几种对新妈妈有益的食物：鸡汤、排骨汤、牛肉汤、鱼汤等营养丰富，有利于新妈妈恢复身体，轮换着吃，不仅可以帮助恢复消化功能，还可以促进产妇泌乳，但是应注意控制动物脂肪的摄入。鸡蛋的蛋白质和矿物质含量高，可采用煮鸡蛋、蛋花汤、蒸蛋羹等方式食用，或打在面汤里，有助于新妈妈消化吸收。蔬菜、水果含有丰富的维生素C、各种矿物质和膳食纤维，有助于帮助新妈妈消化系统功能的恢复，还可增进食欲。

因孕期胃肠蠕动较弱，产褥期胃肠功能需要逐渐恢复，故产褥早期，宜食流食或半流食，并少量多次进食。产褥期易发生便秘，宜多饮水，多吃富含水分和膳食纤维的食物，早活动，养成定时排便的习惯。便秘时可服乳果糖等，并适当补充益生菌，如双歧杆菌和乳酸杆菌等。

专家提醒　月子餐的制备应该根据产褥期的不同阶段和新妈妈胃肠道功能的恢复情况循序渐进地进行调整。

（5）泌尿系统的恢复

孕期孕妈妈体内潴留的大量水分需要经肾脏排出，所以在产后1周内尿量增多非常明显。在月子期间，尤其在产后24小时内，膀胱肌张力降低，对膀胱内压的敏感性降低，加之外阴切口疼痛、产程中会阴部受压迫过久、器械助产、麻醉药等都可能增加新妈妈尿潴留和泌尿道感染的发生。

（6）内分泌系统的恢复

新妈妈分娩后雌激素及孕激素水平急剧下降，至产后1周时已降至怀孕前的水平。催乳素水平与新妈妈是否哺乳密切相关，哺乳的新妈妈催乳素产后虽然有所下降，但仍高于怀孕前水平，宝宝吸吮乳汁时催乳素明显增高；不哺乳新妈妈的催乳素于产后2周降至怀孕前水平。月经复潮及排卵时间受哺乳影响，不哺乳新妈妈通常在产后6～10周月经复潮，在产后10周左右恢复排卵。哺乳新妈妈的月经复潮延迟，有的在哺乳期间月经一直不来潮，平均在产后4～6个月恢复排卵。

产后较晚月经复潮的新妈妈，首次月经来潮前多有排卵，哺乳的新妈妈月经虽未复潮，却仍有受孕可能，所以仍需做好避孕措施。

（7）腹部的恢复

一般孕妈妈体重增加10～12千克是正常状态，但有很多孕妈妈在孕期没做好饮食控制和体重管理，生完后体重像吹气球一样增加了15～20千克，这样很难瘦下来。在怀孕期间，腰围大约增加了50厘米，因此产后大多数妈妈会感到腹部肌肉皮肤松弛。这种变化既与年龄增长导致的皮肤老化松弛有关，也与怀孕分娩造成的腹部筋膜松弛有关。此外，孕期过度肥胖导致的局部腹壁脂肪堆积也是其原因之一。有些新妈妈的腹部会自然恢复到正常状态，有些则永远无法恢复到怀孕前的状态了。

孕期出现的下腹正中线色素沉着，在月子期会逐渐消退。初产妇腹壁紫红色妊娠纹会变成银白色陈旧妊娠纹。腹壁皮肤由于受到增大的妊娠子宫影响，部分弹力纤维断裂，导致腹直肌出现不同程度的分离，这些新妈妈会发现产后腹壁明显松弛，腹壁紧张度下降，需在产后6～8周才逐渐恢复。虽然现在妊娠纹的病因还不是很清楚，但一般认为妊娠期间皮肤张力的改变及体内激素的变化是妊娠纹发生的主要原因。妊娠纹的发生与孕妈妈的年龄、遗传因素、家族史、皮肤类型、孕前体重、孕期增重等都有一定的关系。

年龄越小、有家族妊娠纹史、孕前体重越重、孕期增重越多的孕妈妈发生妊娠纹的风险越高。

（8）生理周期的恢复

需要母乳喂养的新妈妈，排卵及月经恢复较迟，有的要在1年后才来月经，大多数人首次的月经量比平时的月经量多，第二次的月经就会恢复正常，因此不必紧张。当月经来潮时，哺乳妈妈的乳量一般会有所减少，乳汁中所含蛋白质及脂肪的质量也稍有变化。蛋白质的含量偏高些，脂肪的含量偏低些，但这是暂时的现象。待经期过后，就会恢复正常，新妈妈不必过于担忧。

不论是处在经期或经期后，哺乳期妈妈都无须停止喂哺。

新妈妈产后月经恢复是一个自然的生理现象。产后多久月经才会来？这是个常见的问题。恢复的时间有早有晚，早的可在满月后即来月经，晚的要到宝宝1岁后才能恢复。从医学角度来讲，根据子宫内膜的组织形态来推测，可能早在产后33~42天，卵巢就可排卵了。此外，在产后6周也可观察到排卵过后的黄体存在。因此如果新妈妈没有哺乳，月经通常在产后6~8周内会来。研究资料显示，40%没有哺乳的产妇会在产后6周恢复排卵，约35%的产妇到产后8~12周还未恢复排卵及月经。25%哺乳的产妇会在产后约12周恢复排卵与月经，大多数哺乳的产妇通常要到18周才会完全恢复排卵功能。因为少数产妇会在分娩后马上开始有少量到中量的间歇性出血，所以有时在临床上很难确定产后第一次月经的确切时间。

（文字/陈科）

2 产后妈妈的生理心理变化与护理

产褥期是指产妇从胎盘娩出到全身各器官除乳腺外，恢复或接近正常未孕状态的一段时期，一般是6周，也就是中国传统的"坐月子"。产妇身体与心理能否健康、恢复如初，产褥期是关键阶段。产后是一种情境压力，女性生产后6～8周心理及生理的恢复调适，这段时期可称为"产后期"，女性获得有效照护，宝宝更健康，家庭更美满。

女性产后的生理变化分为两种形态，退行性变化包含子宫和阴道，以及进行性变化包含泌乳。

产后的照护分六大项，即：生命征象稳定；身体照护；情绪照护；营养及运动；避孕措施；坐月子习俗。这里主要讨论前两项，其他四项将在后面章节介绍。

（1）生命征象稳定

1）脉搏　产后6～10天会有心跳减慢的现象（50～90次/分），若产妇有心动过速的现象，应评估是否有出血现象。

2）血压　当血压突然降低，应注意是否有出血或体位性低血压。随着高龄怀孕与妊娠诱发性高血压发生率的增加，产后脑血管病变发生率也逐年攀升，产后1周内是发生的最高峰。因此不论孕期中是否罹患高血压相关疾病，产后仍需密切观察血压的变化。如果发现血压升高，或是出现头痛、视物模糊，手脚麻木，及意识不清的现象，务必立即就医，以免错失治疗时机。

3）呼吸　产后腹压降低，横膈肌下降，由妊娠期的胸式呼吸变为胸-腹式呼吸，使呼吸深慢，每分钟14～16次。

4）体温　产后24小时内略升高，一般不超过38℃。不哺乳者于产后3～4日因乳房血管、淋巴管极度充盈也可发热，体温可达38.5℃，一般仅持续数小时，最多不超过12小时体温即下降，不属病态。产后期体温容易起伏，在37.5℃以下属正常范围，若是暂时性体温偏高，可以温水擦拭，降低皮肤表面的温度；但若超过一天都处于38℃左右，需进一步评估，因为有可能是尿道、乳房或其他感染引起的症状。

5）产褥热　又称产后感染或产褥期发热，是在分娩、流产或是堕胎后，产道的细菌性感染。症状一般会包括发热超过38.0℃、寒战、下腹痛，阴道分泌物有异味。一般在分娩后24小时内出现，持续10天左右。

（2）身体照护

照护人员每天必须执行身体评估、提供有效正确的护理并做记录，评估以"BUBBLEHE"8大项目进行，即乳房（Breast）、子宫（Uterus）、膀胱（Bladder）、肠道（Bowel）、恶露（Lochia）、会阴切开的伤口（Episiotomy）、霍曼氏征（Homans sign）及情绪反应（Emotion）。

1）乳房　主要变化是泌乳引起的相关改变，产后乳腺的发育和分泌直接受内分泌的控制，间接受高级神经中枢的调节。产后最初2～3天，乳房极度膨胀，静脉充盈，逐渐地变坚实，局部温度增高，压痛明显，少量初乳分泌。初乳为浑浊的淡黄色液体，内含丰富的营养成分，含有抵御疾病的抗体；母乳喂养的婴儿肠道感染的机会较少，故母乳为新生儿理想的天然食物。每天需检视产妇两侧乳房，并主动询问产妇是否有任何不适。

> ★ 视诊：需脱下产妇的胸罩，观察乳房的形状、轮廓、对称性、乳头及乳晕的状况，有无凹陷、破皮、发红、充血、充盈或乳漏等情形。
> ★ 触诊：用手轻揉触摸，两侧乳房的温度，乳晕周围的结节及涨奶情形。

2）子宫　子宫复旧，过程包含子宫肌肉收缩及止血、子宫肌肉细胞代谢及子宫内膜再生（胎盘、胎膜剥离部位），约需6周。促进子宫复旧的因素有：哺喂母乳；膀胱或直肠的排空；正常分娩；适当的按摩；早期下床适当活动。

产后子宫收缩，可帮助复原。若子宫收缩不好，摸起来较柔软或摸不到，易引起产后大出血，产后初期易发生。可通过子宫环形按摩预防及改善，但剖宫产者不宜按摩。

子宫收缩会引起不舒服的疼痛，又称产后痛。可借一些呼吸和放松技巧、俯卧并用枕头施予腹部压力、束腹带、减低产后子宫收缩药剂量、温和的止痛药以缓解产后痛。

> ★ 子宫按摩：①以一只手置于子宫底之上做环形按摩，另一只手放于耻骨联合上方支托子宫，可避免子宫内翻；②按摩至硬即可停止按摩；③自然产后24小时内随时做按摩，以防收缩不良产生大出血，之后每天早晚各执行1次；④剖宫产为避免按摩造成伤口疼痛，故于产后第3天才开始按摩，早晚各1次。

3）膀胱　产后2～5天会有排尿增多及出汗量多的情形，妊娠期发生肾盂及输尿管的伸长、扩张又微弯曲，产后需2～8周才能恢复正常。产后第一天，膀胱受压致使黏膜水肿、充血、肌张力降低、对膀胱内压的敏感性下降，尿道或周围组织水肿或瘀血及会阴伤口疼痛、不习惯卧床排尿等，容易发生尿潴留、膀胱胀满及尿道感染。部分女性阴道分娩后无法排尿，可以用诱尿法（如会阴冲洗、听流水声、手握冰块等），协助女性排尿。依平常排尿的习惯，不要憋尿，每次排尿时尽可能将尿液排干净，多饮用含维生素C的饮料及穿棉制内裤。若觉得非常尿频，30～45分钟就想上厕所，排尿时有灼热、刺痛感，可能有泌尿道感染问题，应就医。

4）肠道　怀孕期间，子宫逐渐变大造成肠胃器官移位，并且变大的子宫会压迫到肠道，另外内分泌的变化，会造成肠胃蠕动及吸收变得缓慢。生产完身体逐渐恢复到怀孕前状况，肠胃蠕动也会渐渐恢复到怀孕前。产后的饮食原则是均衡摄取、饮食清淡，多摄取含有膳食纤维的蔬果。不好消化、易胀气或引起肠胃不适的食物，像豆浆、牛奶等则建议少吃。自然生产女性会阴有伤口者，若便秘，排便会影响伤口愈合，且排便时连带拉扯伤口造成疼痛。孕期大部分女性都有便秘问题，或因直肠受压造成静脉曲张，也因腹压增加，子宫变大，压迫到静脉循环，易产生痔疮。因有痔疮，若产后有便秘情形，可能会加重痔疮。

5）恶露　恶露，是子宫内的残血、白细胞、黏液和组织等混合而成的分泌物，经阴道脱落排出。排恶露是子宫恢复的过程，其时间因人而异，当恶露的颜色逐渐变淡、转为透明的分泌物，且没有异味，表示子宫复原状况良好。每日评估恶露应包括性质、颜色、气味、量及浓度的变化。每次评估前要知道最近更换产垫的时间、产垫更换的数目及是否有血块排出。分娩后1～3天，量较月经多、呈红色，称红恶露；分娩后3～10天，量较少、淡红至咖啡色，称浆恶露；分娩后10天到产后第3周恶露停止，颜色为淡乳黄色或白色，称白恶露。

产后恶露量如果于15分钟内便完全浸湿一块产垫，或者产后1小时有一块以上的产垫被完全浸湿，可能是产后出血。有下列情况时，需立即就医检查：Ⅰ产后有大量鲜红色的出血；Ⅱ恶露中有大量或大的血块；Ⅲ恶露有异味；Ⅳ恶露时间过长，伴有发热、腹痛；Ⅴ恶露由黄褐色、白色又退回到红色恶露。

恶露的时间与量，因每个产妇的体质不同会有所差异，造成恶露不止的原因主要有：Ⅰ子宫收缩不良、子宫内膜发炎等；Ⅱ胎盘、胎膜等组织残留在子宫排不出来；Ⅲ药物使用，如血管扩张剂等；Ⅳ不当的食补，如服用过量生化汤；Ⅴ疲劳等。

6）会阴伤口　会阴部是指阴道口与肛门之间的组织，评估会阴伤口时，肛门口也应一并评估。评估时产妇采取侧卧姿势，以便清楚观察会阴切开术后的伤口、会阴裂伤及痔疮情形。护理人员每天要评估会阴愈合、创伤和感染的征兆，可采用REEDA方法，即观察有无发红（Redness）、水肿（Edema）、瘀斑（Ecchymosis）、分泌物（Discharge）及缝合的边缘是否完整（Approximation）。会阴护理包括减轻肿胀、增进循环、促进伤口愈合及减缓会阴的不适。

自然生产的会阴伤口，缝线7～10天会被自动吸收，吸收后线头脱落，不用拆线。大、小便后应以温水置于冲洗器内，由前往后的方向（尿道口往肛门的方向）清洗会阴部，再以卫生纸由前往后拭干，以保持会阴清洁干净，并注意勤换棉垫。

减轻会阴伤口疼痛的方法：Ⅰ勿直接压迫伤口，可采取侧卧或使用气圈的方式；Ⅱ走路时勿将两腿张得太开，不要站立太久，避免使用蹲式马桶；Ⅲ若会阴部伤口肿痛不适，可在医护人员指导下于分娩后24小时内使用冰敷；Ⅳ分娩后满24小时可使用温水坐浴收敛伤口，促进伤口愈合，早晚各1次，每次坐浴时间为10～15分钟。

专家提醒

温水坐浴

可促进会阴、肛门周围血液循环，减轻局部疼痛，促进手术后伤口愈合。水温建议38～41℃，用手腕内侧测试温度，不烫即可。每日2～4次，每次泡10～15分钟，需持续泡盆2周。除非有医师指示，否则无须加药。

产后第1天可以开始做凯格尔氏运动，即骨盆运动，可增进骨盆腔血液循环，增强肌肉张力，以促进会阴伤口复原，并预防压力性尿失禁。凯格尔氏运动方法：收缩臀部的肌肉向上提肛，收缩5秒后，慢慢放松所有肌肉，每组4次，一日可做3组。

7）霍曼氏征　护理人员应对产后女性的四肢进行评估，项目为静脉血管疾病病史、四肢肿胀或疼痛症状及静脉曲张的情形。腓肠肌（小腿肚）在足背屈曲时疼痛，称霍曼氏征，（+）表示有深部静脉栓塞，血凝块（血栓）在深层静脉形成，阻碍血液回流，造成静脉血管发炎或患肢的肢体肿胀疼痛，大多发生在下肢。

出现霍曼氏征可通过以下手段缓解：Ⅰ下床时应穿弹性袜，以促进血液回流；Ⅱ采取渐进式活动，同一种姿势不要维持过久；Ⅲ避免长时间站立或久坐；Ⅳ下肢若发生红肿情况应立即休息，抬高患肢；Ⅴ避免膝窝处加压导致血液循环不良，如屈膝或双腿交叉；Ⅵ座椅不要太高，以免造成膝盖悬垂；Ⅶ产后女性应早期下床走动。

8）情绪反应　生产，对每一位妈妈、每个家庭来说，都是生命中的重要阶段。产妇需要面对的不仅是身体上和心理上的变化，还有家庭的微妙改变，如果没有做好准备，可能会令产妇本人及家庭成员措手不及。女性产后的心理问题及精神疾患一直未受到应有的重视，且较少被诊断，也未被有效治疗，为女性与家属带来困扰。可以利用心情温度计（BSRS-5）进行简易检测，以维护自我心理健康（见表3）。心情温度计为简式健康量表的俗称，主要作为精神症状的筛检表，目的在于能够迅速了解个人的心理困扰严重程度，进而提供所需的心理卫生服务。

表3　简式健康量表

心情温度计（简式健康量表）

请您（他）仔细回想在"最近一星期中（包括今天）"，这些问题让您（他）感到困扰或苦恼的程度，然后圈选一个最能代表感觉的答案。

	完全没有	轻微	中等程度	厉害	非常厉害
1. 睡眠困难，譬如难以入睡、易醒或早醒	0	1	2	3	4
2. 感觉紧张不安	0	1	2	3	4
3. 觉得容易苦恼或动怒	0	1	2	3	4
4. 感觉忧郁、心情低落	0	1	2	3	4
5. 觉得比不上别人	0	1	2	3	4
★有自杀的想法	0	1	2	3	4

由台湾大学李明滨教授等研发

1~5题总分为0~20分，依据得分可分为几个等级：5分以下为一般正常范围，表示身心适应状况良好；6~9分为轻度情绪困扰，建议找家人或朋友谈谈，抒发情绪；10~14分为中度情绪困扰，建议寻求心理咨询或接受专业咨询；15分以上为重度情绪困扰，需高度关注，建议寻求专业辅导或精神科治疗。

（3）剖宫产护理

剖宫产手术当天或手术后第一天，采取渐进式下床，下床时可使用束腹带，以缓解活动时伤口的不适。尿管通常需留置1～3天，以便观察输入和输出量有无平衡，管子可能会带来不适，但要在排气后情况稳定时才移除，产妇移除导尿管后4～6小时内自解小便。

按指示禁食，点滴给药持续24～48小时，依医嘱可先喝一些水，若无呕吐情形，排气后即可拔除点滴，在摄入液体时，最初可先喝少量开水，然后食用流质的食物如小米汤和果汁，然后再吃软质饮食，最后才吃正常饮食，但不可吃产气食物如牛奶、豆类食物，需均衡饮食，含高膳食纤维、高蛋白、高维生素。

剖宫产腹部伤口护理

- 喂奶时在大腿上置一枕头或采取侧卧，减少婴儿压迫导致伤口疼痛。
- 可做子宫环形按摩至产后2周，以促进子宫收缩。
- 手术时医师会清除子宫内残余物，所以恶露量少。
- 正确固定束腹带方法：伤口位置在束腹带的中段部位，且束腹带粘贴处不可固定在伤口上面，避免引起伤口疼痛。

专家提醒

- 居家伤口换药的用物准备：Ⅰ消毒伤口用物：视伤口大小准备合适的棉棒及生理盐水。Ⅱ敷料：视状况和医嘱准备敷料，如无菌纱布、防水敷料。Ⅲ固定用物：透气纸胶、束腹带。
- 居家伤口照顾以及换药步骤：Ⅰ每日或依医师指示换药并观察伤口变化；Ⅱ换药前，先用肥皂洗净双手；Ⅲ棉棒蘸生理盐水擦拭伤口（以伤口为中心，由内向外回旋擦拭，勿重复使用棉棒或是来回擦拭），再以干棉棒仔细擦干；Ⅳ旧敷料撕下时若有粘住伤口的情形，可先用生理盐水冲湿后再撕下。

- 伤口愈合或拆线后，可继续用美容胶布或透气纸胶直接粘贴伤口，1～2周更换一次，但若敷料脏污脱落，可随时更换。
- 手术后以擦澡方式清洁身体，伤口若是使用防水敷料或是伤口愈合拆线后7～10天可采取淋浴方式洗澡，洗完澡后，需保持手术伤口部位的清洁干燥。

- 伤口发炎需立即返诊。若有以下状况需立即返诊。包括发热、伤口发红肿胀、疼痛加剧、分泌物增加或化脓、伤口有异味等发炎征象。

（4）产后心理健康

产妇可通过自我调整，对抗抑郁或焦虑，来促进产后心理健康。比如：足够的休息，请家人和朋友帮助，均衡饮食，定期运动，可参与母亲或产后的支持小组或团体。

当出现下列症状，应立刻寻求专业医疗协助：Ⅰ产后情绪低落在2周内没有缓解或抑郁症状更加严重。Ⅱ家事或是工作能力下降，无法照顾自己或宝宝。Ⅲ脱离现实不合理的想法或出现幻觉。Ⅳ当觉得失去控制或担心自己会伤害宝宝或想要伤害自己或宝宝时，不要害怕应立即寻求协助。

产后抑郁的发生原因不明，目前认为可能包含生理、心理与社会等因素。凡生产时的疼痛、精疲力竭、怀孕期间激素的急剧变化、照顾新生儿夜以继日的疲劳、产后无法挤出足够的母乳、产后无法顺利减回怀孕前的体重、长辈的教养意见、与伴侣在适应新角色时发生冲突等，都是可能的原因。

产后抑郁由轻到重，区分成三个等级，分别是产后情绪低落、产后抑郁症以及产后精神病。

影响产妇心情的原因有很多种，可能会在分娩后1年之内的任何时间出现。病程发展速度不一，可能快速恶化，也可能逐步恶化。有30%~80%的女性会在分娩后第1周（通常是产后第3~4天）感到情绪低落，容易落泪与焦虑，这种现象称产后情绪低落，是相当常见也被认为是正常的状况，不需要特别治疗就会自行缓解。产后情绪低落的症状几天内就会消失，不会持续到分娩后第2周。如果症状一直持续到第2周，或者距离分娩时间较晚出现抑郁、情绪低落、脾气暴躁、疲惫、失眠，常有罪恶感或无价值感，饮食障碍、容易流泪、无法专心、对周遭生活及喜欢的事物失去兴趣或常觉得无法应付生活等症状与表现，可能就是产后抑郁症，约有10%的女性会出现产后抑郁症的症状，需要接受医疗协助及照护。产后精神病，每千例的生产个案有1~2位，通常出现于产后2周内，症状可持续数周至数月。产妇情绪不稳定、哭泣、失眠、个性行为改变；出现妄想或幻觉现象，如妈妈可能误认为婴儿已死亡或被调包，症状严重者，可能会有伤害自己或家人的行为，需要接受医疗照护，及时住院观察治疗。

对产后抑郁的照护，建议新手妈妈照顾新生儿时，利用婴儿睡眠时，多适度休息，不要陷入过度疲惫或睡眠不足的状态。每天可以抽出一小段时间外出散步，给自己一些喘息的机会，同时应适度地向家人或亲朋好友说出自己的感受，并寻求他们的帮忙。也可以跟其他产后妈妈分享彼此的经验与心情，可以得到支持与鼓励。如果产后情绪低落的症状一直无法改善，甚至持续时间长达2周以上时，建议立即寻求协助。通常越早诊断、早治疗，越容易成功治愈。

初步自我评估产后抑郁症状

许多新妈妈都很担心自己的情绪问题是否为产后抑郁的症状，只要对照爱丁堡抑郁量表，就能够自己初步评估产后的心理状态，并且重视情绪与压力问题。

爱丁堡忧郁量表

请评估过去7天内自己的情况。此量表没有所谓的正确答案，请勾选最能描述心情的感觉选项。

1. 我能看到事物有趣的一面，并笑得开心

   0分：与以前一样；　　　　　　　　　1分：没有以前那么多；

   2分：肯定比以前少；　　　　　　　　3分：完全不能

2. 我欣然期待未来的一切

   0分：与以前一样；　　　　　　　　　1分：没有以前那么多；

   2分：肯定比以前少；　　　　　　　　3分：完全不能

3. 当事情出错时，我会毫无必要地责备自己

   0分：没有这样；　　　　　　　　　　1分：不经常这样；

   2分：有时候这样；　　　　　　　　　3分：大部分时候这样

4. 我无缘无故感到焦虑和担心

   0分：一点也没有；　　　　　　　　　1分：极少有；

   2分：有时候这样；　　　　　　　　　3分：经常这样

5. 我无缘无故感到害怕和惊慌

   0分：一点也没有；　　　　　　　　　1分：不经常这样；

   2分：有时候这样；　　　　　　　　　3分：相当多时候这样

6. 很多事情冲着我而来，使我透不过气

   0分：我一直都能应付得好；

   1分：大部分时候我都能像平时那样应付得好；

   2分：有时候我不能像平时那样应付得好；

   3分：大多数时候我都不能应付

7. 我很不开心，以致失眠

    0分：一点也没有；　　　　　　　　1分：不经常这样；

    2分：有时候这样；　　　　　　　　3分：大部分时候这样

8. 我感到难过和悲伤

    0分：一点也没有；　　　　　　　　1分：不经常这样；

    2分：有时候这样；　　　　　　　　3分：大部分时候这样

9. 我不开心到哭

    0分：没有这样；　　　　　　　　　1分：只是偶尔这样；

    2分：有时候这样；　　　　　　　　3分：大部分时候这样

10. 我想过要伤害自己

    0分：没有这样；　　　　　　　　　1分：很少这样；

    2分：有时候这样；　　　　　　　　3分：相当多时候这样

上表总分30分。

总分9分以下为正常。

总分10~12分，有可能有抑郁症，需注意追踪并近期内再次评估或找专科医师处理。

总分超过13分，表示极可能已受抑郁症所苦，应找专科医师处理。

（文字/朱翠燕）

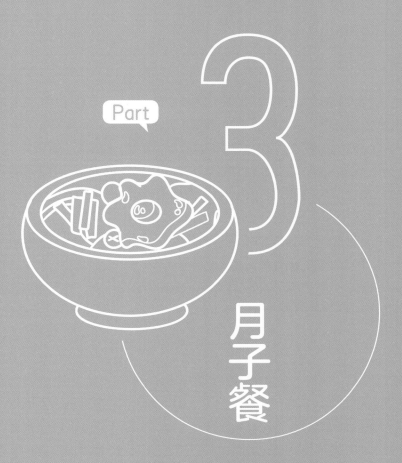

Part

3

月子餐

月子期妈妈的营养需求

产褥期是女性一生中非常特殊的阶段，妊娠和分娩使新妈妈的心理和生理方面都发生了很大变化，既要分泌乳汁、哺育婴儿，还要逐步补偿妊娠、分娩时的营养素损耗，并促进身体各器官、系统功能的恢复，因此需要较多的营养补给。除保证合理营养外，还可通过乳汁的口感和气味，潜移默化地影响宝宝今后对辅食的接受程度，并为多样化膳食结构的建立打下基础。月子坐得好不好，尤其是月子期的营养与膳食，对宝宝和妈妈的一生健康影响很大。

说到营养，很多人都只关心什么不能吃，什么要多吃，总以为只要多吃某几种食物就能保证营养。其实，要想得到好的营养，最关键的不是某一种或几种食物，而是必须将多类别、多品种的食物合理搭配在一起，才有利于营养的充足平衡。中国营养学会2013版《中国居民膳食营养素参考摄入量（DRIs）》中，对新妈妈的营养供给标准是：

（1）热量

由于乳母自身和分泌乳汁供应婴儿的需要，对热量需要量增加，较非孕妇需要每天增加500千卡。人乳热量为67～77千卡/100毫升，平均为70千卡/100毫升，而乳母饮食热量转换为乳汁热量的有效转换率为80%，故每产生100毫升乳汁需要85千卡热量。哺乳前6个月泌乳量平均每天为750毫升，则每天约需热量640千卡，而乳母在孕期储存的脂肪在哺乳期被消耗提供热量，以哺乳期为6个月，孕期储存脂肪4千克为例，则每天可由储存脂肪提供热量约200千卡，故还需从饮食中增加热量摄入才能满足需要。

与孕期相比，新妈妈产后第一个月少了胎儿生长的营养需求，多了愈合伤口和泌乳的营养需求。与后面的哺乳期相比，产后第一个月的乳汁分泌量较少，体力活动也较少，所以具体热量供给多少才合适，主要看以下三方面因素：

一是看产妇的体重及孕期的增重情况。如果孕前超重或肥胖，孕期增重过多，则在保证维生素和矿物质供应的前提下，产后热量供应要比推荐值适当下调，特别是减少脂肪和精制米面的摄入。二是看产后的乳汁分泌需求。如果因各种原因不能给孩子喂奶，那么哺乳所需的热量就不要在膳食中考虑。三是看产后的体力活动大小。有些产妇卧床时间比较长，有些能较早开始活动，包括操持家务、照顾宝宝等，这些都应给予考虑，尽量做到热量消耗和供应相平衡，避免产后发胖。

衡量新妈妈摄入热量是否充足，可根据泌乳量和婴儿生长发育情况来判断。如果哺乳后婴儿有满足感，能安静睡眠，哺乳后2～3小时无烦躁现象，且生长发育良好，表示乳汁质和量均适当。此外，也可根据母亲体重变化来判断乳母热量摄入是否充足，如果新妈妈体重较孕前消瘦，则表示热量摄入不足，应适当增加；如果新妈妈孕期储存脂肪不减，则表示热量摄入过多，应适当减少。

（2）蛋白质

蛋白质摄入的质和量对产妇乳汁分泌影响最为明显。人乳蛋白质平均含量为1.2克/100毫升，正常情况下每天泌乳约750毫升，所含蛋白质量则为9克左右，但母体饮食蛋白质转变为乳汁蛋白质有效率为70%，故750毫升乳汁需消耗饮食蛋白质13克。如果饮食蛋白质质量不高，则转变为乳汁蛋白质的效率会更低，故每天需额外补充20～30克蛋白质以保证乳汁蛋白质含量。中国营养学会推荐乳母每天饮食中蛋白质供给量应较未怀孕时增加25克，达到每天80克，其中50%以上应为优质蛋白质，鱼肉、畜禽瘦肉、蛋、奶、大豆及其制品均是优质蛋白质的良好来源，其氨基酸组成更适合人体需要，利用率高。每天80克的蛋白质主要由以下食物提供：鱼虾75～100克，畜禽瘦肉75～100克，蛋类50克（相当于鸡蛋1个），奶类300～500毫升，大豆25克。

（3）脂肪

人乳脂肪含量在24小时内和每次哺乳期间均有变化，当每次哺乳临近结束时，乳汁脂肪含量较高，有利于控制婴儿食欲。膳食脂肪摄入情况对乳汁中脂肪的影响比较大。如果妈妈膳食中脂肪含量高，母乳中的脂肪含量也会有所上升，显得比较"浓稠"。此外，妈妈饮食脂肪种类也会影响乳汁脂肪成分，如果妈妈每天吃很多肉类，那么乳汁中饱和脂肪酸的比例就会较高；如果妈妈摄入含多不饱和脂肪酸较多的植物油（如花生油、大豆油、菜籽油、玉米油、坚果等），则乳汁中多不饱和脂肪酸（如亚油酸）比例也会较高；如果妈妈吃鱼类较多，那么乳汁中的DHA等长链多不饱和脂肪酸的含量就会上升。脂肪能提供较多的热量，且婴儿的生长发育也要求脂肪。必需脂肪酸可促进乳汁分泌，乳汁中必需脂肪酸对于婴儿中枢神经系统的发育和脂溶性维生素的吸收都有促进作用，植物油和鱼类脂肪中必需脂肪酸含量较高。中国营养学会推荐，乳母每天饮食脂肪供给量应占总热量的20%～25%，每天脂肪摄入量在50～70克为宜，建议每日使用的植物烹调油为25～30克，其余的由日常膳食提供。

（4）碳水化合物

乳母对碳水化合物的需求随着对热量需求的增长而增长，占总供能比的50%～60%。谷薯类食物含有丰富的碳水化合物，是人体最经济的热量来源，也是B族维生素、矿物质和膳食纤维的主要来源。一日三餐都要有充足的谷薯类食物，推荐每天300～350克。主食应注意粗细搭配，应加入全谷物（如没有经过精磨的糙米、黑米等以及全麦面粉）、粗杂粮（如燕麦、小米、荞麦、高粱、藜麦等）、杂豆类（红豆、绿豆、豌豆、芸豆、鹰嘴豆等）食物及薯类食物（土豆、红薯），避免摄入过多精细米面而导致热量过剩和膳食纤维及B族维生素摄入不足。全谷物、粗杂粮和杂豆类食物种类多样，营养丰富，推荐每天吃全谷类、粗杂粮和杂豆类食物75～150克，相当于一天谷物总量的1/3～1/2，不同食物的混合可均衡和提高膳食营养优势。薯类含丰富的膳食纤维，可促进肠道蠕动、预防便秘，建议平均每天摄入75～100克薯类食物。如早餐吃小米粥、燕麦粥、八宝粥等；午餐、晚餐可在小麦粉中混合玉米粉、绿豆粉，或选用全麦粉，大米中放一把糙米、燕麦、红小豆等来烹制米饭。

总的来说，乳母每天需要增加500千卡热量，25克蛋白质，换算为具体食物为：

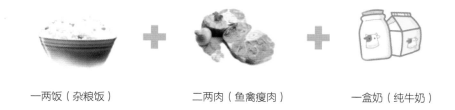

一两饭（杂粮饭）　　　　二两肉（鱼禽瘦肉）　　　　一盒奶（纯牛奶）

（5）钙

人乳钙含量较稳定，通常为34毫克/100毫升，乳母每天泌乳750毫升，则每天从乳汁排出钙约300毫克。当饮食摄入钙不足时，不会影响乳汁分泌量及乳汁钙含量，但可能会消耗母体钙储存，母体骨骼钙将被动用以维持乳汁钙含量恒定，从而会导致母亲腰酸腿痛或发生骨质疏松症，故乳母应增加钙摄入。中国营养学会推荐每天乳母钙摄入量由未孕时的800毫克增至1200毫克。钙最好的食物来源是牛奶，建议乳母每天饮用牛奶500毫升，则可获得540毫克的钙，而其他食物（如米、面、肉、菜等）每日可提供600毫克左右的钙，这样乳母每日钙的需要量基本能得到满足。

（6）铁

因铁不能通过乳腺输送到乳汁，故人乳铁含量极少，约0.05毫克/100毫升。每天乳汁丢失铁总量为0.3～0.4毫克，饮食铁吸收率仅为10%左右，所以每天从饮食中额外增加供给至少在4毫克以上。人乳铁含量低，增加乳母铁摄入可补充母体分娩时消耗，矫正或预防乳母贫血状态。但对乳汁铁的增加并不明显，故婴儿若要补充铁量还需通过辅食。中国营养学会推荐乳母每天铁供给量由未怀孕时的20毫克增至24毫克。动物血、肝脏及红肉（牛肉、羊肉、猪肉）中铁含量及铁吸收率均较高，一日三餐中应该有畜禽瘦肉75～100克，每周1～2次动物血或畜禽肝脏，每次25～50克，可保证每天提供铁7～15毫克，以满足哺乳期的铁需要。在摄入富含铁的畜肉或动物血和肝脏时，应同时摄入含维生素C较多的新鲜蔬果，以提高膳食铁的吸收和利用。

（7）维生素

人乳中维生素含量取决于饮食维生素摄入及体内储存，但其相关程度则据不同维生素而各有差异。

1）脂溶性维生素　乳母维生素A摄入量可影响乳汁维生素A含量，因为维生素A可以少量通过乳腺进入乳汁，尤以产后2周内初乳富含维生素A。随着成熟乳汁产生，维生素A含量下降，平均约为60微克/100毫升。通过饮食补充维生素A可提高乳中维生素A含量，但饮食维生素A转移到乳汁的量有限，超过一定限度则乳汁中含量不按比例增加。中国营养学会推荐乳母饮食维生素A的供给量为每天1300微克，较未怀孕时增加600微克。动物肝脏富含维生素A，若每周吃1～2次猪肝（总量85克）或鸡肝（总量40克），则平均每天可增加摄入维生素A600微克。此外，深绿色、红色、橘红色蔬菜如菠菜、油菜、胡萝卜、番茄、南瓜等，富含β-胡萝卜素，在体内可以转化成维生素A，也是膳食维生素A的主要来源，建议这些深色蔬菜应占到每日蔬菜总摄入量的1/2以上。

维生素E有促进乳汁分泌的作用，尤其是体内处于缺乏状态时，适量补充可使奶量增加，维生素E在植物油中含量较高。

维生素D几乎不通过乳腺，不受母体饮食影响，故母乳维生素D含量很低。为增加乳母钙的吸收和利用，乳母每天饮食维生素D推荐供给量为10微克。由于维生素D在天然食物中含量较少，故建议使用维生素D制剂进行营养补充。

2）水溶性维生素　哺乳期对各种水溶性维生素需要量都增加，多数水溶性维生素均可通过乳腺进入乳汁，当乳汁中含量达到一定程度时就不再增加。

母乳维生素C含量平均为5.2毫克/100毫升。维生素C浓度有季节性波动，与饮食有密切关系。中国营养学会推荐乳母每天维生素C供给量为150毫克，较未孕时增加50毫克。新鲜蔬果均含有丰富的维生素C，建议乳母每天摄入蔬菜400～500克，水果200～400克，可获得充足的维生素C。

维生素B$_1$和维生素B$_2$与热量及物质代谢有密切关系。母乳每100毫升乳汁所含维生素B$_1$与维生素B$_2$分别平均为0.02毫克及0.03毫克。无论乳母营养状况如何，补充维生素B$_1$后乳汁中含量均可增高，且有促进乳汁分泌作用。乳母维生素B$_1$严重摄入不足时，可导致婴儿易患脚气病。因饮食中维生素B$_1$转变为乳汁的有效率仅为50%，故应增加饮食供给量。维生素B$_2$与维生素B$_1$相似，乳汁浓度可反映饮食摄入状况，如给母亲饮食中补充维生素B$_2$，则乳汁中维生素B$_2$含量大大增加。中国营养学会推荐乳母每天维生素B$_1$和维生素B$_2$供给量均为1.5毫克。维生素B$_1$多存在于谷物外皮及胚芽中，若加工过于精细，很容易造成维生素B$_1$的流失，另一方面，过度清洗米粒、烹煮时间过长、沥米饭等行为，也会导致维生素B$_1$的流失。维生素B$_2$良好食物来源主要是动物性食物，以肝、肾、心、蛋黄、乳类尤为丰富。

中国营养学会关于中国哺乳期妇女平衡膳食宝塔见图1。

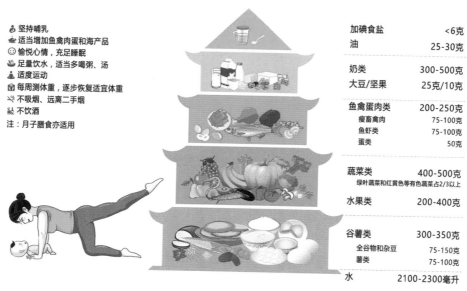

图1　中国哺乳期妇女平衡膳食宝塔

（文字/吴晓娜）

2　不同阶段月子餐的食物选择与搭配

（1）月子餐三阶段的饮食调理

1）为什么要坐月子　坐月子有三大目的：女性产后复原期调理、提供全方位营养及热量，帮助提升乳汁营养，促进宝宝初期发展。坐月子可以帮助产后身体尽速复原，促进新陈代谢，恢复皮肤弹性，还能有效调整怀孕前的体质以及身体上的小毛病。

2）如何坐好月子　就是要有正确的饮食观念和阶段性食补的概念。试想女性在怀孕期间，子宫撑大，内脏都被胎儿压迫变了形；生产后，子宫呈真空状态，内脏也因不再受压迫而产生松垮状态。如果在这个时候用正确的坐月子方法助内脏一臂之力，就有机会让内脏迅速恢复到原来的弹性、位置及功能。

以往认为生产后因为体力虚弱，应该立即进补，每天一只麻油鸡，结果反而大大阻碍了恶露的排出，坐完月子时发现胆固醇、尿酸等均升高了，同时使身材难以恢复。事实上，产后只要用正确的"阶段性食补"方法，先排后补，就能循序渐进地恢复状态。

3）坐好月子，改善体质　坐月子虽然不能直接治疗任何症状，也不能减肥，但的确有机会改善体质，让细胞及内脏重新恢复活力与弹性，症状也随之减轻或消除。而体质的改变，也有可能促进体形的改善。有相当多的人利用坐月子改变体质的大好良机，改善了过敏、气喘、溃疡、怕冷、掉发、便秘、易疲劳、肥胖或体重过轻等症状。而原本体质就很好的产妇，若能科学坐月子，更有助于体力恢复，身材也不会与孕前有太大改变。

　产后妈妈饮食小叮咛

☆每日营养均衡：应摄取六大类食物。

☆蛋白质：注重蛋白质来源，肉类（猪、鸡、牛、鱼）、大豆类（豆制品）。

☆DHA：选择DHA含量高的食物，可提升大脑功能，如鲑鱼、鲔鱼、秋刀鱼等。

☆钙质：补充钙质，多摄取牛奶、酸奶、豆腐、芝麻。

☆少吃内脏类：避免胆固醇过高。

☆烹调方式：避免油炸、油煎，多以清蒸、煮、炖等方式为佳。

☆注意每日热量：别摄取过多，也别因为怕胖而吃太少。

产妇在坐月子期间最重要的是要充分休息，其次是如何通过正确的食补来调养身体、养气补血。产妇的饮食是一门大学问，并不是什么东西都可以吃，它是有限制、有原则、有步骤的。

（2）月子期各阶段的食物和营养素

1）代谢期10天：促代谢的营养素　分娩会消耗大量气血，大部分产妇产后都处于气血虚弱、体力疲乏的状态，因此不少产妇及其家属认为这个时候应该尽快给产妇进补，以迅速恢复体能。其实，此期不要急于进补，原因在于气血与体力皆虚，不但进补不成，反而容易造成肾脏负担，以至于越进补产妇越感疲累。

怀孕期母体肠胃长时间受到挤压，胃口还没完全恢复，因此，这个阶段的滋补调理应以"唤醒肠胃功能"为优先，妈妈的肠胃功能恢复了，才能在月子期将营养之物充分吸收并转化成养分，也才能达到调养的功效及分泌出优质的母乳。与此同时要强化新陈代谢，以促进排出恶露。

适合的食物

以清补汤底及开胃健脾之炖品为优选；食材选择以质地细嫩、容易消化吸收为主，避免造成肠胃负担。

薏仁（薏米）：镁、钾、B族维生素、薏仁多糖、薏仁酯

红豆：钾、铁、锌、膳食纤维、蛋白质

鲈鱼：维生素A、B族维生素、维生素D、铜

重要营养素

钾、铁、B族维生素。

2）修复期10天：促泌乳、强筋骨的营养素　经过10天的代谢及整肠调补，产妇的体能已逐步恢复，应进入第二阶段的重点调理——强骨骼、壮腰肾，同时增进乳汁分泌。

怀孕期间，为了支撑胎儿的生长，孕晚期与分娩时骨盆腔相应被撑开，造成骨关节及脏器的移位与挤压，孕妈妈在此期间腰骨与脏器承受了极大的负荷与损伤，经过产后第一个10天的清补，体力与元气已渐渐恢复，接下来需以食疗来帮助新妈妈"壮腰补肾"，避免日后受腰骨酸痛之苦。

此期在母乳哺喂的准备方面，要增进母乳的质与量。月子饮食需加强蛋白质、矿物质的摄取，以强化母乳的质量，才能让宝宝吃得饱、睡得好。

以固本汤底及强腰益乳之炖品为优选；食材选择以富含蛋白质、钙质、胶质、脂肪为主；食物搭配应多样而均衡。

钙质（具体见表1）。

表1　高钙食物建议表

（资料来源/台湾健康机构；每100克含钙量）

种类	50～100毫克	101～200毫克	201～500毫克	500毫克以上
谷物淀粉类	综合谷粉、魔芋	糙米片随身包、加钙米	麦片	养生麦粉
坚果及种子类	芝麻、杏仁粉、核桃	红花生、花生粉、莲子、开心果、腰果	杏仁	黑芝麻、黑芝麻粉、芝麻酱、芝麻糊
蔬果类	海带、芥菜、油菜花、红薯叶、空心菜、菠菜、甘蓝、芹菜、雪里蕻、黑枣、葡萄干、红枣、橘子	红苋菜、薄荷、罗勒、绿豆芽、小白菜、油菜、黄秋葵、紫菜、菜花、桂圆干	黑甜菜、芥蓝、山芹菜	香椿
豆类	豆腐皮、蚕豆、花豆	黑豆、黄豆、豆豉、绿豆、传统豆腐、红豆	豆腐丝、冻豆腐、黄豆	小方豆干
鱼贝类	小龙虾、斑节虾、干贝、螳螂虾、草鱼、海鳗、海参	牡蛎、文蛤、剑虾、虾仁	旗鱼松、金钱鱼、鲷	小鱼干、虾皮、海米、鱼脯
乳品类		高钙脱脂牛乳、低脂牛乳		奶粉、羊奶粉、羊奶片、奶酪

3）滋补期10天：大补元气的营养素　休养生息至此，历经第一和第二阶段的代谢与修复，产后妈妈的恶露几乎干净，全身酸痛也减轻许多，分娩时的伤口愈合完全，乳汁分泌畅通且足够，身体功能大致复元。此时产后妈妈的五脏六腑能吸收较强效的滋补品，可以开始进食大补元气的汤方来强化五脏六腑，预防身体老化。

此外，因为照顾宝宝疲累、内分泌失调，再加上生活方方面面的改变，许多妈妈在产后会出现情绪不稳、失眠、焦躁等现象，除了通过家人的支持陪伴以避免外，也可以从饮食着手，来舒缓紧绷的心情。

到此阶段，不少妈妈开始担心产后肥胖、小腹松弛、皮肤干燥、脱发掉发、牙齿松脱等，想要改善这些问题，除了要适度运动，也要搭配适当的饮食来调理。

适合的食物

以回春培元汤底及滋补养颜之炖品作为这个阶段的饮食调理重点；要多选用富含优质蛋白质、维生素E、B族维生素的食材。

富含优质蛋白质的食材：蛋、鱼肉、鸡肉、牛肉、豆类、谷类、坚果及种子类

富含B族维生素的食材：动物内脏、瘦肉、鱼贝类、小麦胚芽、黄豆、全谷类、坚果类

富含维生素E的食材：坚果、五谷杂粮、深绿色蔬菜、芝麻油、花生油、小麦胚芽油等

重要营养素

优质蛋白质、维生素E、B族维生素。

（3）帮助下奶，哺乳期最需要的营养素

宝宝自出生后至6个月，母乳是其最主要的食物来源，因此，妈妈在哺乳期间应摄取充足的营养。乳汁中所含矿物质可以反映哺乳女性饮食摄取和体内的储存状况，有些矿物质如钙、磷、钾、钠等，在体内储存量及生物利用率高，宝宝可由乳汁中获得，因此母亲不需要刻意从饮食中多摄取。但乳汁中有些矿物质成分如铁、碘、硒等，则较容易受哺乳女性饮食的影响而有所差异。

母乳含有最适合宝宝0~1岁的生长成分。母乳含有的蛋白质低于牛乳，对宝宝的肾脏负荷较低；其所含的蛋白质成分为65%乳清蛋白与35%酪蛋白，很容易被宝宝吸收，也不易引起过敏。在矿物质方面，牛乳所含的矿物质远高于母乳，特别是钙（约3.7倍）、磷（约6.4倍），过多的矿物质对肾脏功能尚未成熟的新生儿来说可能会造成身体负担。

众所周知，哺喂母乳有非常多的好处：可以增加宝宝对疾病的抵抗力，提供适合宝宝成长的完整营养素，是安全卫生又经济的食品；而对于母亲则有助于产后子宫收缩，促进产后复原、减少乳腺癌与骨质疏松症的发生，与宝宝之间的互动自然更亲密。母亲哺喂宝宝是一种十分符合自然法则的行为，除非母体本身有不能哺喂的限制，如：本身有传染病，或接受化学药物治疗者，慢性疾病服用药物而影响母乳分泌者，受环境污染的高危母亲也不适合哺喂宝宝。无论如何，哺乳确实好处多多，省去购买奶瓶、购买奶粉和每天数次清洗奶瓶的麻烦，最重要的是能促进代谢，生完就瘦回来！

（4）不应被忽略的微量元素

越来越多临床经验显示，摄取足够的常量和微量元素，能够提升下奶量。

什么是常量元素和微量元素呢？前者是指每日需要量超过100毫克，包括钠、钾、钙、镁、氯、磷、硫等；后者是指每日需要量少于100毫克，包括铁、锌、铜、硒、碘、氟、铬、锰、钼等。现今的饮食生活形态，几乎餐餐有菜有肉有饭，所以只要做到均衡饮食，基本能够获得充足的常量元素。对于某些患有食物过敏者，则需进一步了解如何选择食物并从替代饮食中获得微量元素的平衡。微量元素的获取可见表2。

表2　微量元素的食物来源及缺乏症表

微量元素	食物来源	缺乏表现
铁	肉类、海参、芝麻酱、动物血及肝脏	缺铁性贫血、体力下降、专注力及免疫功能降低
锌	瘦畜肉、贝类海鲜、豆类、坚果类、全谷类	食物与味觉降低、掉发、生长与发育迟滞、皮疹
铜	动物肝脏、豆类、坚果、全谷类、贝类	贫血、心血管受损、中枢神经受损
硒	肉类、蛋、鱼类、海鲜、全谷类	大骨节病、克山病
碘	碘化盐、海鱼、海带、紫菜	母体缺乏时，易造成宝宝心智与生长迟滞（侏儒）、甲状腺肿、智力障碍
氟	茶、海藻	龋齿、骨质疏松
铬	海产品、全谷类、猪肉、坚果、蘑菇	葡萄糖耐受性较差、末梢神经炎
锰	坚果、燕麦、豆子、茶	
钼	豆类、谷类、坚果	

许多女性有饮用咖啡或浓茶的习惯，在怀孕期间因考量咖啡因对胎儿可能造成不良影响，因此孕妇禁止摄取含有咖啡因的饮料。那是否有什么替代饮品可以饮用呢？

在南非开普敦有种特殊的茶名为"博士茶"，其根部可深入地底200～300厘米，因此可吸收地底丰富的矿物质，使其叶子蕴藏丰富的矿物质与抗氧化物。有机博士茶含有高达19种抗氧化成分，尤其内含的超氧化物歧化酶（SOD）是一种重要的抗氧化剂。

博士茶在南非被视为当地的妈妈茶，也深受欧洲各国人民的喜爱，因为博士茶迎合了怀孕不同阶段的需要，而且不会影响睡眠。孕期及哺乳期可适量饮用，不用担心过量咖啡因危害健康。

（文字/袁毓莹）

3 月子餐制备实例

女性在怀胎及生产的过程中，经历一场身心的变革：筋骨耗损、体质改变、迎接新家族成员的欣喜与烦忧，皆是巨大的挑战。而俗称"坐月子"的产后调理得当与否，更决定女性未来的健康与美丽，也会间接影响子女的养育及对家庭的照顾，其重要性可见一斑。

纵观整个坐月子的过程，可以分为三大阶段，分别是代谢、修复及滋补，每个阶段大约10天。虽然简单分成三部分，但每个阶段并不是完全分离的，而是在前一阶段的进行过程中加入新的调养目标，进而组成坐月子的整体概念。

| 第一阶段 | 主题（代谢）：清除恶露，唤醒肠胃功能，促进新陈代谢。
时间：产后1～10天。 |

调养重点

清除恶露

子宫复旧是产后母体恢复的一个大指标，而恶露的排出更是子宫恢复正常的重要判断点。选择亲喂的新妈妈在哺乳时，因宝宝吸吮的刺激会促进子宫收缩，进而将恶露排出。除了哺乳外，许多活血化瘀的食材也应多应用在产后第一阶段的饮食调理中。

精选
食材 ＞ 猪肝：猪肝具有补肝养血、益气强身、养肝明目的作用，世界卫生组织2012年公布的健康食品排行榜中，猪肝挤进了排行榜内。猪肝除了对贫血、头昏、眩晕有较好的食疗效果外，对产后缺乳的妈妈来说，亦有通乳强身的作用。

唤醒肠胃功能

"唤醒肠胃功能"，可谓是整个坐月子时期所有调养的前置要点，因为只有当肠胃功能恢复正常，摄入的营养才能被充分吸收，发挥作用。

为什么叫作唤醒肠胃功能呢？怀孕后期因胎儿的成长撑大子宫，胃被向上顶，同时肠被向下挤压，整体内脏移位，导致肠胃空间压缩、蠕动减缓，造成许多妈妈出现孕期消化不良及便秘。因此我们可以说，产后的肠胃尚处于"半梦半醒"之际。

所以在产后7天内，必须先将肠胃功能调理好。除了让肠胃正常蠕动外，更要加强消化吸收的功能。选择亲喂的母亲，也能因此分泌出优质的母乳，喂养出健康的宝宝。

精选
食材 ＞ 老姜：姜在月子调理中，为不可或缺的主角。中医认为，姜能够暖身、活血、促进代谢、活化肠胃运作。通过正确烹调处理，姜中的主要活性成分姜酚，将发挥重要的调理功能。将500克姜切成0.2厘米的薄片，放在油温100~120℃的胡麻油中慢火炒焙成100克的黄金姜片，蒸发掉水分的同时，也让姜油转换成姜酚。另外，坐月子时，不少人会选择饮用红豆、绿豆、黑豆等各种豆类熬制而成的甜汤，在此类甜汤中加入姜片，可以解决食用后胃酸过多或容易胀气的困扰。

促进新陈代谢

要恢复母亲的身体功能，单单排出恶露和唤醒肠胃功能是不够的，最好能够全方位地加强身体的代谢功能。对身体进行"大清扫"时，重点强调三大器官的调理——肠胃、肝脏与肾脏。

- 肠胃：清除宿便

孕晚期，胎儿的体积增大，子宫跟着胀大，压迫消化器官，且孕妇活动量下降，胃肠蠕动减缓，致使孕妇排便不易或有便秘情况。尤其是采用剖宫产的产妇，在生产过程中必然会使用麻醉剂，待麻醉剂消退之后，产妇本人的意识虽然已经清醒，但肠胃并未被完全唤醒。

若宿便堆积在肠壁中，会影响营养成分的吸收，所以排宿便是必要环节。

精选食材 ＞ 糯米：糯米煮成粥会比大米更加黏稠，这种黏稠的糯米粥能修复胃壁与肠壁的黏膜，对于唤醒与修复消化系统功能是相当好的食材。在烹调方面值得注意的是，糯米依形状能分为圆糯米、长糯米两种，圆糯米易煮烂，比长糯米更适合熬粥，但不要使用已经煮熟的糯米饭来熬，这样会降低胃气、增加胃酸，反而使肠胃更不舒服，所以应该使用生米来熬粥，效果最佳。

- 肝脏：肝毒的代谢

无论是自然分娩或是剖宫产，在生产过程中或多或少都会出现伤口，会使用药剂。这些药剂的代谢也需依赖肝脏处理，若不将这些药物成分排出，将会通过乳汁进入新生儿体内，对其造成不良影响。因此尽快排肝毒，不仅能提升母乳质量，更能帮助新妈妈恢复身心状况，达到强身健体的作用。

精选食材 ＞ 红枣：能健脾益胃、养血安神，是补气养血的圣品，亦可减少产后面色黑滞及恶露不绝的问题。又因其含有丰富的雌激素样物质，对滋养子宫相当有效，与糯米一起炖煮成粥，有祛寒、改善气血不足的功效，特别适合第一阶段体虚畏寒的产妇。

- 肾脏：促进水钠代谢

孕期很容易出现腰酸背痛、下肢循环不良、水肿等，因此要多吃一些利水的瓜果蔬菜，严格控制盐的摄入量，以免造成水分不易排出。另外，还应摄取富含维生素B_1的食物（如猪肝、花生）、富含维生素C的食物（如草莓、柠檬等水果及黄绿色的蔬菜）、富含维生素E的食物（如南瓜、大豆、杏仁）和富含钾的食物（如香蕉、菌菇、薯类等）。

红豆、黑豆：红豆含丰富蛋白质、维生素B$_1$，可帮助消除疲劳、肌肉酸痛及水肿，在传统中医中亦认为其有消炎、强心、预防便秘、解毒之作用。黑豆富含植物蛋白和钙。红豆皮与黑豆皮皆富含钾离子，适量摄取能促进体内钠离子排出，从而达到利尿消肿的目的。

汤底

由于分娩耗血伤气，产妇气血虚弱，体力疲乏，千万不要急于进补，否则会弄巧成拙，不但进补不成，反而造成肾脏负担，越补产妇越感疲惫。故此阶段调理重点为排恶露恢复子宫功能、消除水肿、强化肝脏及肠胃功能、帮助伤口愈合。清补汤水及开胃健脾的炖品互相搭配，选择质地细嫩、容易消化吸收的食材为佳。烹调尽量软烂，避免增加肠胃负担。

补气汤底

材料　党参、茯苓、黄金姜片各3克，白术、炙甘草各2克，肋骨6根，干贝2颗，干木耳6克，红枣3颗，黄酒适量，月子水3000毫升。

做法
1. 干贝以黄酒浸泡4小时以上，入蒸笼蒸约1小时。
2. 肋骨焯水备用。
3. 木耳泡发洗净；红枣每颗划3刀。
4. 将所有药材及月子水倒入锅中，放入焯水后的肋骨、蒸发的干贝及汤，大火煮沸后改中小火，熬煮约1小时，沥出汤汁。
5. 取汤汁300毫升，加入木耳、红枣及黄金姜片，入蒸笼蒸约1小时，即为补气汤底。

> 建议搭配食材：动物肝脏、文蛤、牡蛎、猴头菇、胡萝卜、红苋菜。

> 🍲 **妈妈的关爱**
>
> 此汤方出自《太平惠民和剂局方》，是一道益气健脾的方剂，效用非常温和，搭配补血食材，为产后第一阶段的重点调理汤方。

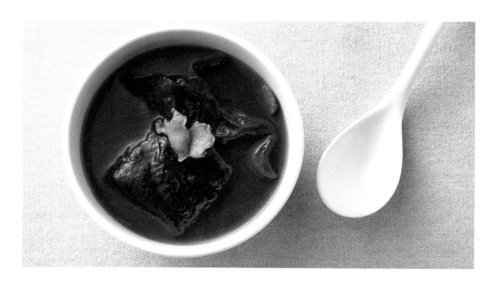

注：本书中出现的"月子水"，其主要成分是糯米，经由发酵、熬煮、高温灭菌后制成。月子水的使用因人而异，如果不适合，书中食谱中的"月子水"可用一般清水代替。

养身汤底

材料 当归2克，川芎、党参、白胡椒各1克，猪大骨1根，金华火腿80克，茯苓4克，怀山、薏米各6克，芡实7克，莲子7颗，白果3颗，月子水3000毫升。

做法
1. 将猪大骨及火腿洗净，焯水后备用。
2. 将当归、川芎、党参、白胡椒粒与月子水倒入锅中煮沸，加入焯过水的猪大骨与火腿，待全部煮沸后改中小火熬煮约1小时，沥出汤汁。
3. 取汤汁500毫升，加入茯苓、怀山、芡实、莲子、薏米、白果，入蒸笼蒸约1小时，即可完成。

建议搭配食材： 猪肚、猪肠、新鲜山药、素面肠、烤麸。

🥣 **妈妈的关爱**

芡实、莲子、怀山、茯苓是中药中的"四臣"，四臣汤常用于节气交替或过度操劳所引起的胃气衰弱。在此方剂中再加入当归、党参以行气血，薏米以利水消肿，胡椒以暖脾胃，实为产后、术后调整肠胃之圣品。

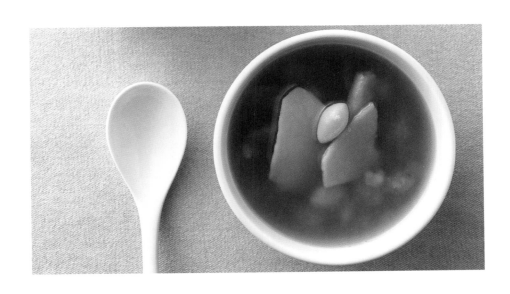

③ 保健汤底

材料　黄芪、甘草、肉桂、花椒各1克，党参、玉竹各3克，黑胡椒0.3克，丁香0.5克，蒜头15克，猪骨250克，杏鲍菇30克，干香菇2朵，枸杞子6克，月子水3000毫升。

做法　1. 猪骨洗净，焯水备用。
　　　2. 将所有药材、香料、蒜头及月子水倒入锅中煮沸，并加入焯过水的猪骨，待沸后改中小火熬煮约1小时，至药香与蒜头的辛辣香味完全融合不刺鼻，即可沥出汤汁。
　　　3. 取300毫升汤汁，加入菇类及枸杞子，入蒸笼蒸约1小时，则完成汤底制作。

> 建议搭配食材：肋排、河鱼海鱼、菇菌类、甘蓝、荠菜。

 妈妈的关爱

此汤方为潮州海南派的肉骨茶方帖，加重胡椒等香料配方，以提高其祛除湿热、抵抗风寒的作用。产后百节空虚，容易受风寒，食用此汤方则可减少受寒感冒的发生。

④ 甘津汤底

材料　沙参、玉竹各7克，巴西蘑菇10克，干贝2大颗，桂圆肉5克，怀山、薏米各4克，莲子5克，杏仁6克，芡实3克，黄酒适量，月子水3000毫升。

做法　1. 干贝以黄酒浸泡4小时以上，入蒸笼蒸约1小时。
　　　2. 将所有药材、巴西蘑菇、干贝、月子水倒入锅中煮沸后改中小火熬煮约1小时，即可沥出汤汁。
　　　3. 取500毫升汤汁，加入桂圆肉、怀山、莲子、杏仁、芡实、薏米，入蒸笼蒸约1小时，则完成汤底制作。

建议搭配食材：腱子肉、鸡胸肉或鸭胸肉、银耳、苹果。

 妈妈的关爱

此汤品具有滋阴润肺、生津健脾、补气祛湿等食疗功效。加入巴西蘑菇可以提高免疫力，一般家庭保健多用蜜枣，在此特改为桂圆肉，调整为产后、术后温补元气的汤方。

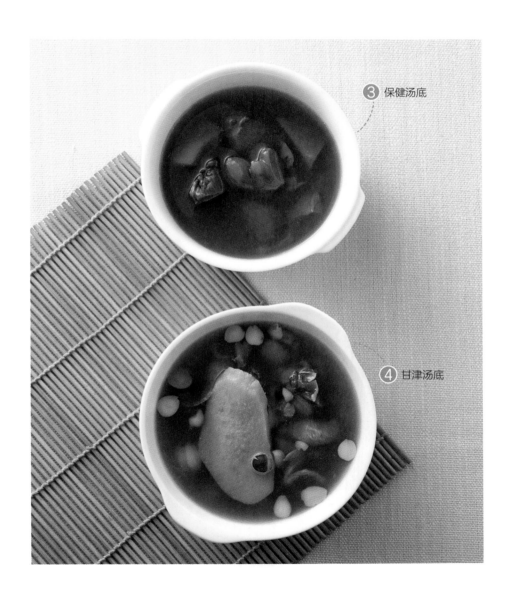

③ 保健汤底

④ 甘津汤底

补气猪肝汤

材料　补气汤底1包，猪肝250克，月子水200～300毫升。

做法
1. 猪肝洗净去白色筋膜，切成约0.5厘米片状备用。
2. 取一人份快煮锅或小型单柄锅，倒入补气汤底及月子水（水之多寡因烹煮容器而异，能正好没过炖煮食材且一餐能饮用完为佳）。
3. 待汤底煮沸，放入猪肝以汤匙推开，使其均匀受热。
4. 转中小火至再次煮沸，加盖关火，续闷3～5分钟即可食用。

 妈妈的关爱

此道炖品于产后1～10天，每天早餐或上午食用。猪肝富含B族维生素、铁，对造血有益；猪肝也富含维生素A，对皮肤及眼睛修复也有好处。

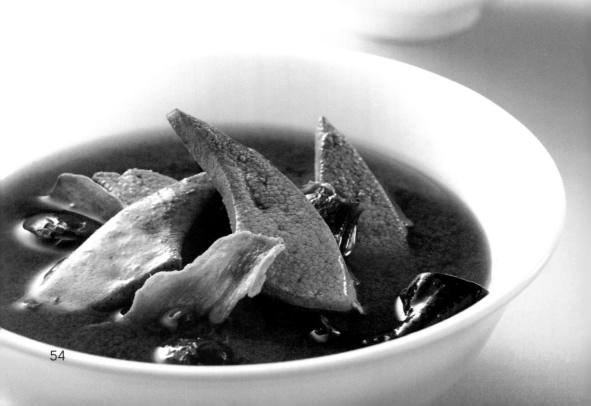

养身猪排汤

材料　养身汤底1包，猪肋排2根，猪肚1/4个，月子水200～300毫升。

做法
1. 猪肋排及猪肚焯水，清洗备用。
2. 猪取一人份焖烧罐，放入猪肋排、猪肚，倒入沸水加盖用以温罐，3分钟后倒掉。
3. 将养身汤底包及月子水加热至煮沸，冲入已温罐完成的焖烧罐中，盖紧盖焖3小时即可。

 妈妈的关爱

此道炖品功效为调整肠胃，尤其对于剖宫产妈妈，手术排气后先以汤底包搭配少许瘦肉末为粥，分次细嚼，待肠胃正常蠕动后再进食一般餐点，以免出现肠绞痛、腹泻。

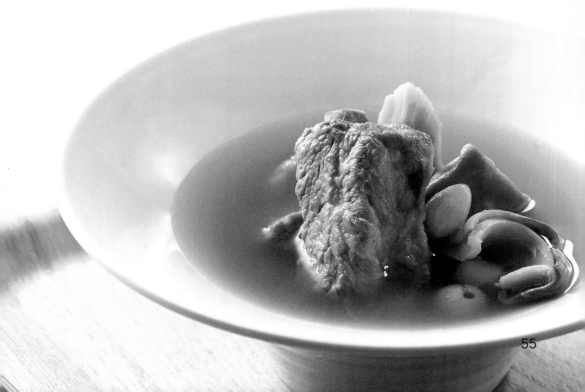

保健海鱼汤

材料　保健汤底1包，海鱼1条，月子水200~300毫升。

做法
1. 海鱼去鳞及肚肠，清洗切块备用。
2. 取一人份快煮锅或小型单柄锅，倒入保健汤底及月子水。
3. 待汤底煮沸，放入鱼块以汤匙推开，使其均匀受热后转中小火，至再次滚沸，继续煮8~10分钟即可食用。

妈妈的关爱

月子期间建议晚餐尽量以鱼汤为主。因为鱼肉纤维较细、易消化，不会影响睡眠质量。海鲈鱼肉质细嫩，又有修复伤口的作用，为产后第一阶段的海鱼首选。另外，深海鱼类皆富含DHA、EPA，能活化脑细胞、促进新陈代谢。海鲈鱼还富含蛋白质，催乳效果奇佳，为产后调补主要食材。

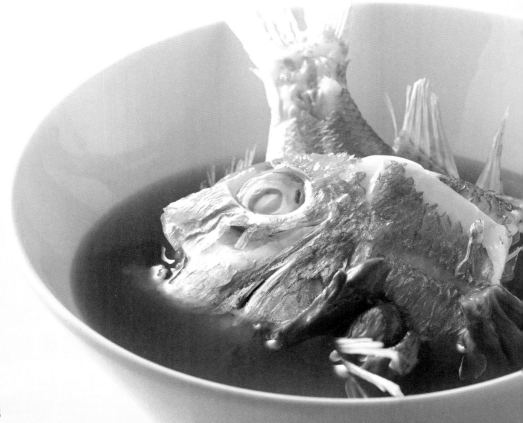

甘津鸭肉汤

材料　甘津汤底1包，鸭肉250克，月子水200~300毫升。

做法　1. 鸭肉洗净，焯水备用。
　　　2. 取一人份炖盅，放入鸭肉，倒入甘津汤底包及月子水。
　　　3. 将炖盅加盖，放入蒸笼中蒸1小时，续焖30分钟即可。

　妈妈的关爱

产后第一阶段产妇体质阴虚，易盗汗，故不宜热补。鸭肉不如鸡肉燥热，此汤底有滋阴养胃、利水消肿之功效。

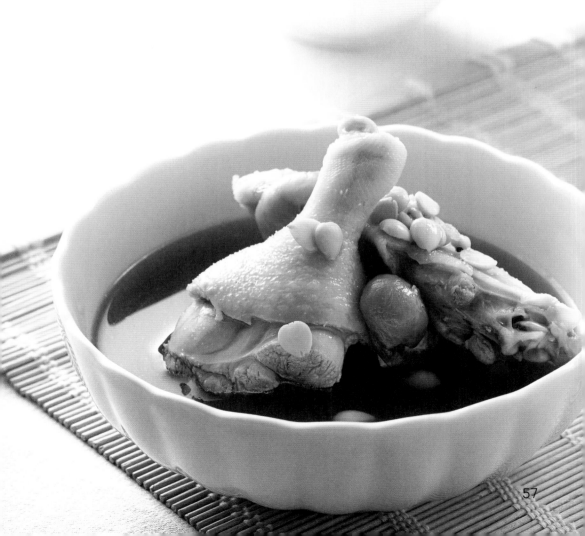

红豆薏米饭

材料　红豆50克，薏米100克，黄金姜片3克，月子水200毫升。

做法　1. 红豆、薏米及姜片用200毫升的月子水浸泡8小时以上。
　　　2. 将所有材料及浸泡水混合，入电饭锅或蒸笼蒸熟即可。

 妈妈的关爱

红豆与薏米被誉为"生命健康之谷"。此道食谱能调经通乳、健脾清热、利水退肿。红豆与薏米为较难煮透的五谷杂粮，要提前浸泡，才可煮出颗粒完整、松软、富弹性的薏米饭！

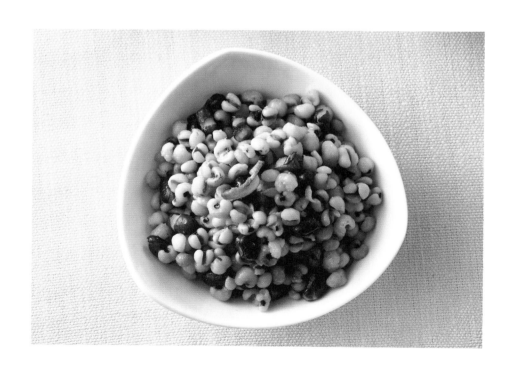

百菇饭

材料　糙米20克，大米75克，干香菇、松茸、蟹味菇、杏鲍菇各10克，干木耳3克，月子水130毫升。

做法　1. 米类用月子水浸泡4小时以上。
　　　2. 香菇、木耳泡发，将松茸及其他菇类切成丝。
　　　3. 将所有材料及浸泡水混合，入电饭锅或蒸笼蒸熟即可。

　妈妈的关爱

菇菌类的多糖类物质能增强人体免疫力，富含的钙可强健骨骼，膳食纤维可促进排便，达到清肠胃的作用。

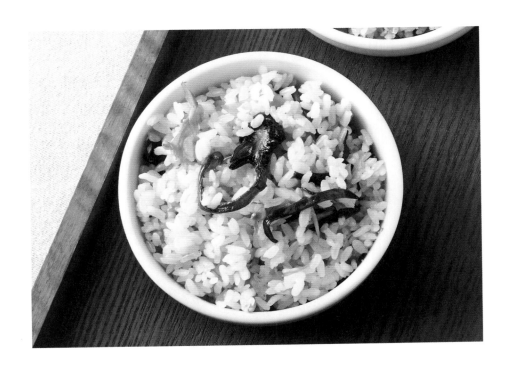

菌菇面条鱼红苋菜

材料 红苋菜100克，小银鱼30克，金针菇、蟹味菇各50克，鲜香菇1朵，蒜末10克，鸡骨汤适量。

调料 盐3克，胡椒粉2克，香油少许。

做法
1. 红苋菜洗净，切小段；金针菇、蟹味菇切小段，鲜香菇切条，焯熟后捞起沥干。
2. 小银鱼入油炸锅炸至金黄香酥，捞出，沥干油。
3. 另起锅，先爆香蒜末，再放入红苋菜炒软，加入鸡骨汤和已烫熟的菇类拌炒均匀后，调入香油、盐、胡椒粉，起锅盛盘，最后加入炸好的小银鱼即可。

 妈妈的关爱

红苋菜铁含量高，有补血的作用；菇类富含铁、钙、多糖、天然胶质、膳食纤维，但脂肪与热量皆低，有利于增强体力与免疫力。

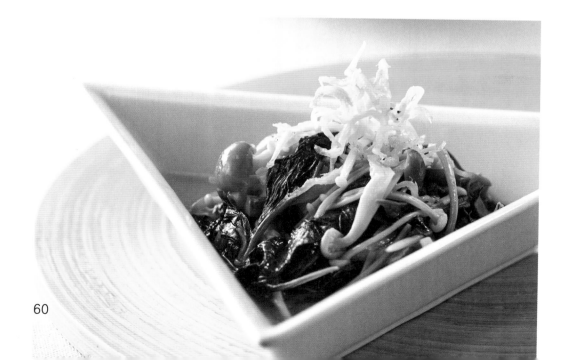

芙蓉云耳烩绣球（2人份）

材料　猪肉馅、凉薯各300克，水发木耳50克，新鲜玉米粒150克，蛋清1个，鸡蛋2个，火腿、鸡高汤各100克。

调料　猪板油适量，黑芝麻油、米酒各10克，胡椒粉1克，盐4克，水淀粉适量。

做法　1. 鸡蛋打散，加少许盐，煎成蛋皮，切丝；木耳、火腿切丝；猪板油与去皮的凉薯切小丁（约0.5厘米）；新鲜玉米粒煮熟。

　　　2. 猪肉馅甩打至出筋，加入板油丁、凉薯丁、玉米粒、蛋清及调料制成馅料。

　　　3. 取馅料制成球状约50克，裹木耳丝、蛋皮丝、火腿丝后整圆，蒸15分钟取出，即成绣球。

　　　4. 鸡高汤煮沸后转小火，加入水淀粉勾芡、淋上蛋清成芙蓉烩汁，盛入绣球即可。

 妈妈的关爱

木耳含有维生素D、钙，有助于预防骨质疏松；其富含的植物胶质可润肠通便、滋润肌肤，对产妇尤为适宜。

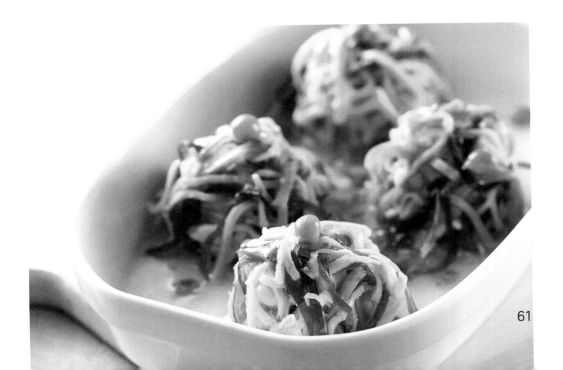

黄芪补气茶

材料　黄芪25克，枸杞子10克，月子水1200毫升。

做法　1. 黄芪、枸杞子洗净，沥干备用。
　　　2. 将黄芪、枸杞子、月子水倒入锅中煮沸即可。

 妈妈的关爱

黄芪主要功效在补气健脾，对于肺气不足的胸闷，或者是倦怠乏力的气虚盗汗很有帮助。产后1～5天若无感冒相关症状，建议多喝此茶饮，能增强免疫功能，抗疲劳、抗病毒。

 山楂黑糖饮

材料　山楂30克，黑糖40克，月子水1200毫升。

做法　1. 山楂洗净，沥干备用。
　　　2. 将山楂、黑糖、月子水倒入锅中煮沸即可。

 妈妈的关爱

月子期间食用补品后，容易腹胀、消化不良，在餐后饮用一杯山楂茶，可祛油腻、消胀气。山楂除了可以降血脂之外，还能促进子宫收缩，加速子宫复旧，对治疗产后出血和产后恶露不尽有一定效果。

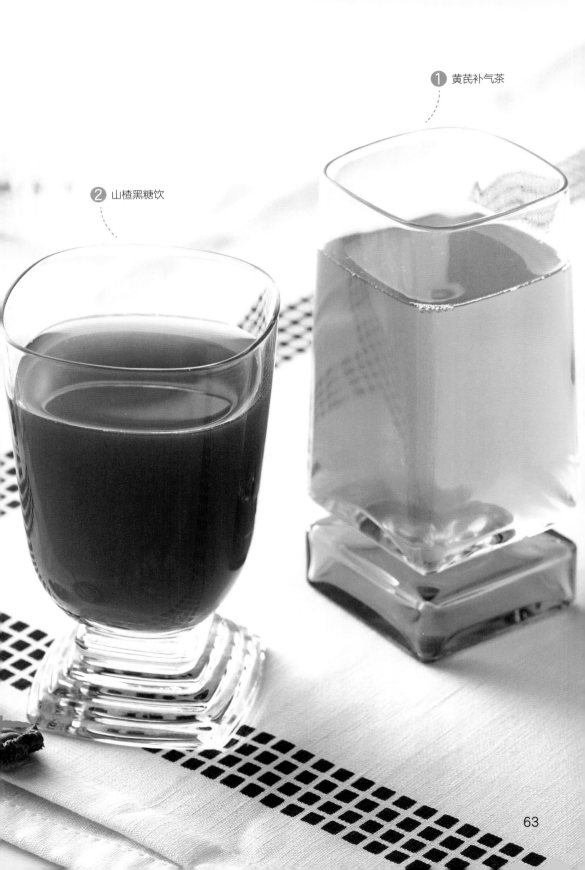

① 黄芪补气茶

② 山楂黑糖饮

63

松子红豆酥（12个）

材料　A：红豆泥馅240克，松子120克。

B：中筋面粉120克，糖粉24克，天然发酵奶油60克。

C：中筋面粉120克，糖粉24克，天然发酵奶油60克，水36克。

D：胚芽粉适量。

做法　1. 将A材料混合搅拌均匀，即为馅料。

2. 将B材料中的中筋面粉、糖粉过筛，再加入奶油打至无粉状。

3. 将C材料混合搅拌均匀，搅拌至光滑成团，醒发约10分钟。

4. 油皮包油酥，擀皮包馅，裹胚芽粉后整形，烤箱温度上火200℃、下火200℃，烤约20分钟即可。

 妈妈的关爱

松子含有丰富的维生素E和铁质，可以减轻疲劳、润肤养颜。红豆功效甚多，是月子期的常见食材，一般以甜汤方式烹煮，但吃多了会厌烦，因此这道甜点丰富了月子期间的饮食，以免产妇腻口而食欲不振。

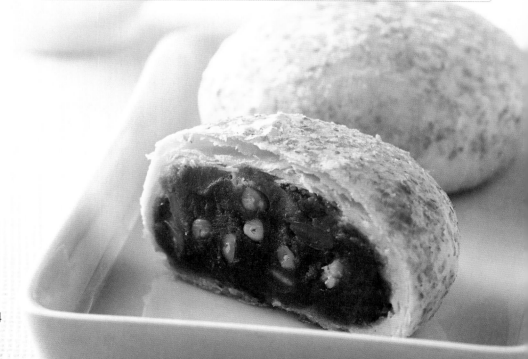

黑糯米桂圆粥

材料　桂圆肉5克，圆糯米、黑糖各10克，黑糯米15克，月子水300毫升。

做法　1. 圆糯米、黑糯米洗净，水泡约1小时，沥干备用。
　　　2. 将黑糖、桂圆肉、月子水放入锅中煮沸后，倒入圆糯米、黑糯米，焖煮
　　　　 60分钟即可。

 妈妈的关爱

黑糯米富含铁质，具有补血温胃功效，常被产妇作为坐月子主食。桂圆肉
是产后滋补佳品，可针对产后贫血导致的心悸、虚劳、胃纳差、失眠、头
发早白等进行补益，促进产后恢复。

黑糖是甘蔗汁经炼制后的深红色结晶体，含有丰富的矿物质，有温中补
虚、活血化瘀之功效。产后适量食用黑糖熬煮的甜品或饮料，有利于子宫
复旧和恶露排出。

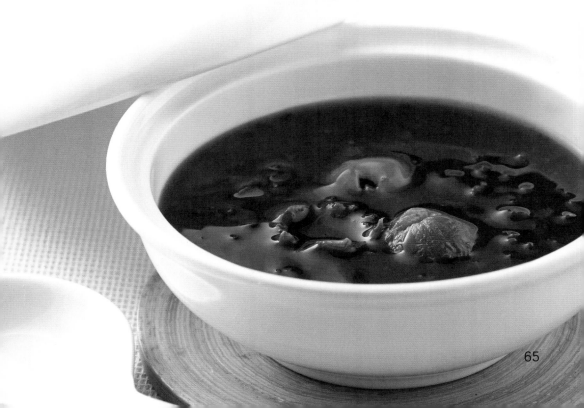

| 第二阶段 | 主题（修复）：强筋健骨，修复细胞组织，促进乳汁分泌。 |
| | 时间：产后的11～20天。 |

调养重点

强筋健骨

怀孕的最后3个月，身体的骨骼及关节会为生产做准备，但也因此造成孕妇不适，例如骨盆腔的撑开将导致持续的下背酸痛，髋骨的移动也牵引全身骨骼关节跟着移位。所以产后对于筋骨的修复就成了重要课题，多食用富含胶质和钙质的食物，有助于筋骨调养与恢复。

精选食材 > 海藻：海藻富含大量的胶质，对于韧带、关节、软骨的保养极有帮助，吃素的产妇不能补充动物性胶原蛋白，此时可以食用海藻作为替代，和菇类、木耳等同样富含水溶性膳食纤维的食材一起食用，更是相得益彰。

修复细胞组织

补充维生素E对抗衰老、抗氧化、修护肌肤最为有效，有助于淡化妊娠纹和妊娠斑。

精选食材 > 芝麻油：在烹调月子餐的过程中常被使用的是经低温炒焙后压榨的黑芝麻油。坚果类的油脂中含有大量维生素E，不仅能修复皮肤、肌肉组织，还有助于健脑。

促进乳汁分泌

通常情况，产后3～5天即开始分泌乳汁，此时最重要的是疏通乳腺，避免乳汁留在乳腺管造成堵塞；而进入第二周的8～10天，在饮食上应加强蛋白质、钙质、胶质、脂肪的摄取来强化母乳的质量，如此才能让宝宝吃饱吃好。

乳腺炎是许多新妈妈都会发生的病症，会出现乳房红肿、内有硬块、疼痛、发热。为了避免输乳管堵塞，除了及早开奶、挤出奶水外，此阶段务必饮用大量的水，2500～3000毫升为佳。同时要注意，第二周的饮食补充必须在乳腺管通畅后才可进行。

 山药：山药可以促进钙质吸收，产后为了分泌乳汁，会消耗大量钙质，往往让产妇体内的钙入不敷出，此时将富含钙的食物和山药一同食用，有很好的补钙作用。

汤底

经过第一阶段10天的代谢及整肠调补后，产妇的体能已逐渐恢复，此时则应进入重点调理的第二阶段。怀孕期间，由于要支撑胎儿，孕妇的腰骨需承受极大的负荷及损伤。分娩过程中，因骨盆撑开而造成各骨关节的移位，所以在体力元气恢复后的第二阶段多以食疗壮腰补肾，否则日后则会为腰骨酸痛而烦恼。另外，母乳的哺喂在经过产后3～7天的适应及磨合，此时乳腺管应确定通畅，所以这一阶段的调理重点是母乳的质和量。

① 固本汤底

材料　熟地、桂皮各1克，当归、川芎、党参各2克，龙骨250克，金华火腿80克，杜仲米酒15克，姜片2克，扁豆10克，板栗1颗，黑枣2颗，月子水3000毫升。

做法　1. 将8克的炒杜仲浸泡于150毫升的米酒中约10天，以中小火熬煮至酒精完全挥发约剩1/3酒量，即为杜仲米酒。
　　　2. 板栗去皮壳。
　　　3. 龙骨及火腿洗净，焯水备用。
　　　4. 将所有药材与月子水倒入锅中煮沸，放入焯过水的龙骨，改中小火熬煮约6小时，以汤匙按压龙骨即碎时，即可以将汤汁沥出。
　　　5. 取汤汁300毫升，加入杜仲米酒、眉豆、板栗、黑枣及黄金姜片，入蒸笼蒸约1小时，则完成汤底制作。

> 建议搭配食材：猪腰、牛尾、河鳗、大豆制品、苋菜、红凤菜。

② 益乳汤底

材料　黄芪、香附、党参、当归各1克，黄精、川木通、王不留行、川芎各2克，猪大骨1根，去皮花生米30克，干香菇3朵，月子水1000毫升。

做法　1. 去皮花生米洗净并浸泡8小时以上。
　　　2. 猪大骨焯水备用。
　　　3. 将所有药材与月子水倒入锅中煮沸，放入焯过水的猪大骨，改中小火熬煮约2小时，即可以将汤汁沥出。
　　　4. 取汤汁300毫升，加入浸泡的花生米及干香菇，入蒸笼蒸约1小时，则完成汤底制作。

建议搭配食材：猪蹄、鸡爪、海参、贝类、红薯叶。

 妈妈的关爱

《本草纲目》记载"王不留行能走血分，乃阳明冲任之药"，俗话则有"穿山甲，王不留，女性服了乳长流"之语。产后乳汁少或全无乳汁者，常见情况一是体质虚弱、气血不足，或生产时失血过多所致；二是心情抑郁、睡眠不佳使肝火上升，气血不畅所致。此方剂除王不留行、川木通有通经下乳之功效外，更加有补气血的药材，以助产妇乳汁丰盈。

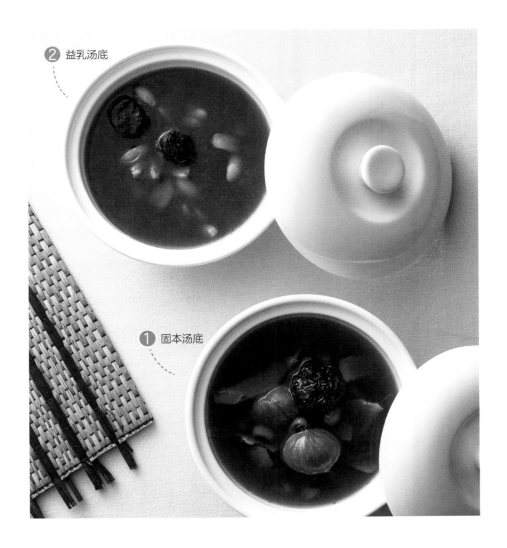

❷ 益乳汤底

❶ 固本汤底

3 怡神汤底

材料　何首乌、桂枝各2克，玉竹、木蝴蝶、仙鹤草、党参、石斛各1克，当归、桂皮各0.5克，熟地1.5克，芍药0.8克，老母鸡半只，腰果6颗，干黄花菜5朵，黄金姜片1克，月子水1500毫升。

做法　1. 老母鸡洗净腹腔内血块，焯水备用。

2. 干黄花菜用煮沸月子水泡30分钟，沥出即为黄花菜茶，为月子期间安神饮品，此时取出泡软的黄花菜备用。

3. 将所有药材与月子水倒入锅中煮沸，放入焯过水的老母鸡，改中小火熬煮约2小时，至老母鸡肉骨分离散烂，则可沥出汤汁。

4. 取汤汁300毫升，加入泡软的黄花菜、腰果及黄金姜片，入蒸笼蒸约1小时，即完成汤底制作。

> 建议搭配食材：梅花肉、牛肉、鸡胸肉、牡蛎、百合、海带。
>
> 妈妈的关爱
>
> 《本草纲目》记载何首乌"苦补肾，温补肝，能收敛精气。所以能养血益肝，固精益肾，健筋骨，乌须发，为滋补良药"；仙鹤草又名白鹤灵芝，全草有降火平肝、除烦躁之功效。第二阶段，产妇可能会因乳汁不足或因无法安睡等引起情绪起伏不稳，用此道汤方调理能安稳心神。

4 御理汤底

材料　芍药、桂皮、黄芪、千层纸、桂枝各1克，茯苓3克，熟地、川芎各2克，冬虫夏草2根，无花果、干贝各2颗，杜仲米酒15克，红枣3颗，黄酒适量，月子水1000毫升。

做法　1. 干贝以黄酒浸泡4小时以上，入蒸笼蒸约1小时。

2. 将所有药材及月子水倒入锅中煮沸，并放入蒸后的干贝及汤，待煮沸后改中小火熬煮约2小时，则可沥出汤汁。

3. 取汤汁300毫升，加入杜仲米酒、无花果、黑枣，入蒸笼蒸约1小时，则完成汤底制作。

建议搭配食材：家禽类、各式菇类、菠菜、玉米。

 妈妈的关爱

中医学认为，冬虫夏草能补肺益肾，对病后久虚不复之腰膝酸痛有明显的修复作用，所以《本草纲目拾遗》称它"与人参同"。另《中国医药年鉴》也提到虫草具有镇静安神作用，能改善睡眠质量，使体力充沛。《全国中草药汇编》记载无花果具有开胃健脾、清热润肠的功效，主治消化不良、食欲不振。其果实中所含的果胶遇水膨胀，能吸附肠道内的有毒物质。月子期间吃多动少，且又多食肉类，易造成便秘，无花果不但能入菜，也能作为零食。

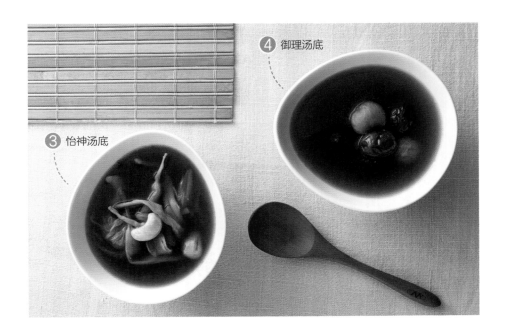

③ 怡神汤底

④ 御理汤底

固本猪腰汤

材料　固本汤底1包，猪腰1副（猪肾2个、猪胰1条），黑芝麻油15克，月子水200～300毫升。

做法　1. 猪肾剖半去筋，焯水20分钟，切片备用。
2. 猪胰切除白色血管筋膜，切成1毫米的宽条，焯水备用。
3. 取一人份快煮锅或小型单柄锅，加入黑芝麻油，将焯过水的猪胰煎至两面上色微焦，倒入固本汤底、月子水。
4. 待汤底煮沸，放入猪肾以汤匙推开，使其均匀受热，待再次煮沸即可食用。

 妈妈的关爱

此道炖品于产后11～20天，每天早餐或上午当点心食用。猪腰与猪肝在营养成分上大致相同，但功效略有不同，一为补养肝血、一为补益肾气。

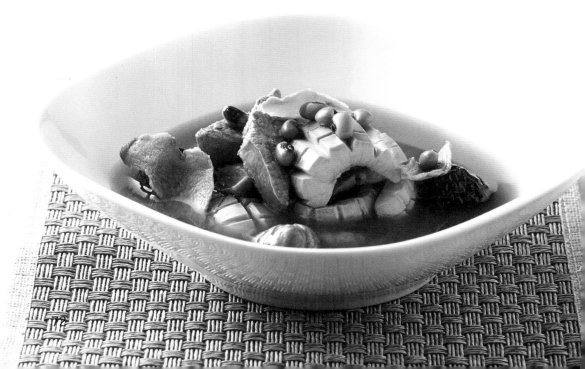

益乳猪蹄汤

材料　益乳汤底1包，猪蹄250克，月子水200~300毫升。

做法　1. 猪蹄焯水后洗净皮表脏污、挑除细毛备用。

2. 取一小型焖烧锅，放入焯过水的猪蹄和花生米，倒入益乳汤底包及月子水。

3. 以电磁炉加热煮沸10分钟后，加盖放入外锅焖3小时即可。

　妈妈的关爱

猪蹄经长时间熬煮所释出的蛋白质、钙质与胶质是强化母乳质量的重要成分。花生具有润肺、补脾、改善乳少的功效。应该注意的是，花生米外面的红色皮膜称作花生衣，有良好的止血作用，故月子期间（尤其在产后的15天内）尽量选购去衣的花生米，以免造成恶露无法排净。

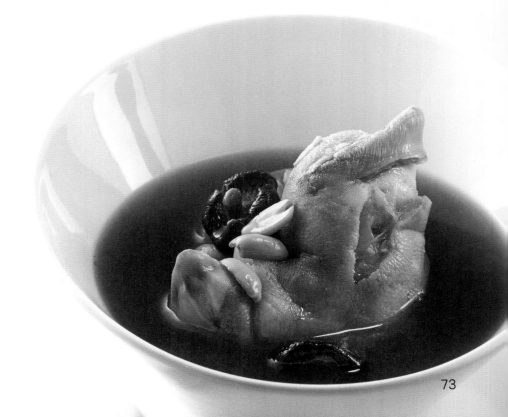

③ 怡神甲鱼汤

材料　怡神汤底1包，甲鱼（鳖）半只，月子水200～300毫升。

做法　1. 甲鱼剁块，焯水后清洗备用。
　　　2. 取一人份炖盅，放入甲鱼肉，倒入怡神汤底包及月子水。
　　　3. 将炖盅加盖放入蒸笼中，以中火蒸约1小时即可食用。

妈妈的关爱

甲鱼富含动物胶及角质蛋白，中医学认为其有补气补虚、丰肌亮肤之功效。现代医学认为黄花菜有安神、使心气平和的作用，对改善烦热失眠特别有效，所以自古有"萱草忘忧"之说。《中医食疗学》更进一步提到，黄花菜的催乳作用很好，但食用时应注意，鲜黄花菜含秋水仙碱，易造成呕吐及腹痛、腹泻等症状，为安全起见，食用黄花菜以干品泡发为佳。

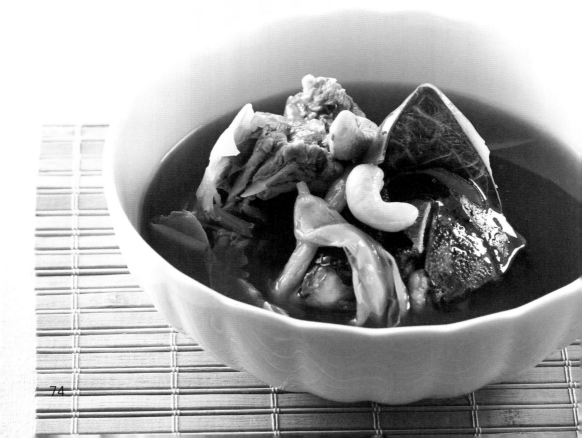

御理河鳗汤

材料　御理汤底1包，河鳗250克，月子水200～300毫升。

做法
1. 河鳗清洗肚肠，切成约5毫米长段，入沸水焯水30秒捞起，冲洗皮表黏液。
2. 取瓷碗，倒入御理汤底包及月子水，放入焯过水的河鳗。
3. 放入微波炉中，以强火微波加热3分钟即可。

 妈妈的关爱

鳗鱼全身是宝，含有丰富的营养成分，从养颜美容的角度来看，鳗鱼含有大量维生素E和胶原蛋白，可以帮助抗氧化和滋润肌肤；从强身健体的角度来看，其含有高质量的钙质、蛋白质和维生素，能够有效补充营养，"去劳损、甚补益"。此外，鳗鱼DHA和EPA的含量也较高，除了有预防心血管疾病的作用外，更是增强记忆力、预防老年痴呆的健康食材。

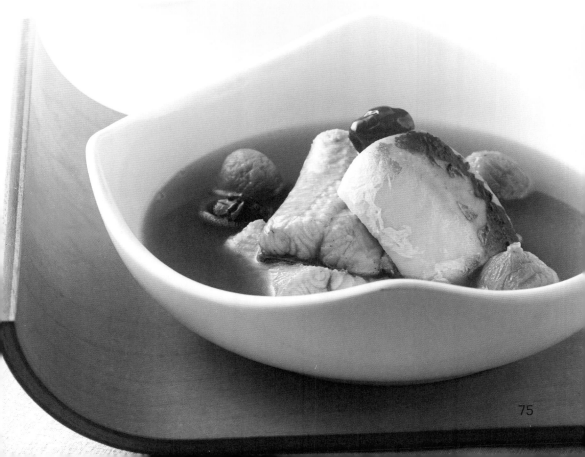

黄豆燕麦饭

材料　黄豆10克，糙米、燕麦各50克，大米20克，月子水200毫升。

做法　1. 黄豆以5倍水量蒸煮后，浸泡4小时以上。

2. 糙米用月子水浸泡4小时以上。

3. 将所有材料及浸泡水混合，入电饭锅或蒸笼蒸熟即可。

 妈妈的关爱

此道主食可以改善血液循环、缓解压力，还可以有效预防骨质疏松、贫血及促进伤口愈合，是良好的养生主食。

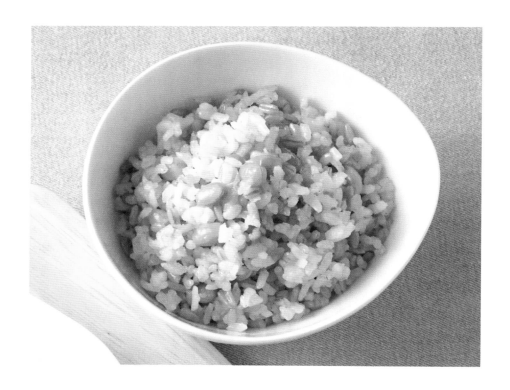

麻姜素油饭

材料　长糯米120克，黄金姜片3克，干香菇2朵，素肉丝5克，黑芝麻油8克，米酒
12克，月子水120毫升。

做法　1. 香菇、素肉丝浸泡一晚；长糯米加月子浸泡1～2小时。

2. 黄金姜片切碎，香菇去蒂切条。

3. 依序爆香香菇条、素肉丝、姜片，加入浸泡水煮沸，再加入糯米翻炒至水
收干，入蒸锅蒸1小时后续焖20分钟即可。

妈妈的关爱

在产后10天内，若食用糯米，最好煮粥，以促进消化吸收，温养胃气。
此道主食特别加入黄金姜片，能促进肠胃蠕动，帮助消化，避免胀气，但
仍建议脾胃虚弱的产妇少量食用。

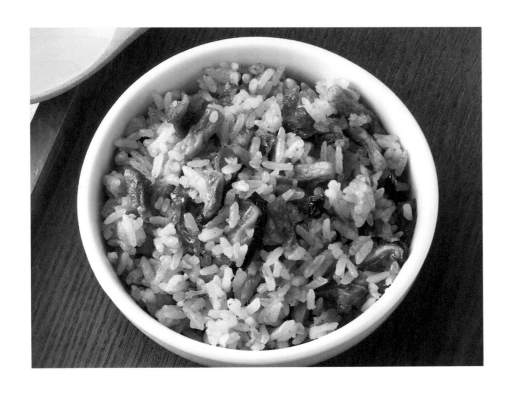

麻酱拌山药丝

材料　山药200克，水发木耳、胡萝卜、豆苗各30克，小黄瓜半根，黄甜椒20克。

调料　芝麻酱汁（芝麻油、陈醋各20克，芝麻酱60克，熟白芝麻2克，白糖25克、酱油15克，热水150毫升）适量。

做法　1. 山药去皮，切丝泡冰水。
　　　2. 小黄瓜、胡萝卜、黄甜椒、木耳切丝，焯水10秒后泡冰水备用。
　　　3. 芝麻酱加热水调稀后再将其他调料混合，即成芝麻酱汁。
　　　4. 豆苗铺底，依序整齐排入所有材料，将芝麻酱汁淋在材料上即可。

 妈妈的关爱

芝麻有补肝益肾、润燥滑肠的作用，其内含的油脂对产后或病后肠液缺乏引起的便秘有良好的食疗效果。其次，芝麻含有丰富的维生素E，可抑制体内自由基，促进子宫收缩及促进凝血，使伤口加速愈合。芝麻还富含多种矿物质，如钙、镁、锌等，有助骨骼生长、增强记忆力、避免产后脱发。所以不论黑芝麻、白芝麻，还是芝麻酱、芝麻油，皆为产妇坐月子期间必吃的食材。

② 迷迭香山薯蜜（2人份）

材料　紫山药、红薯各90克，莲藕40克，红枣4颗，黄金姜片3片，日本甜黑豆4粒，新鲜迷迭香2根，冰糖、麦芽糖各60克。

调料　干桂花1克，苹果醋30克，盐少许，黑糖3克，红枣水2杯。

做法　1. 紫山药、红薯洗净，去皮后切1.5厘米方丁；莲藕去皮，切片泡水；红枣及干桂花以开水泡开，其水不要倒掉。

2. 将红枣桂花水加麦芽糖、冰糖、盐、黄金姜片、苹果醋、新鲜迷迭香入锅小火煮成糖浆汁。

3. 糖浆中放入紫山药丁、红薯丁、莲藕片、红枣、日本甜黑豆，小火煮至糖汁收至少许，用黑糖装饰即可。

 妈妈的关爱

《本草纲目》中记载"山药可以健脾胃、补虚羸、益肾气、止泻痢、除寒热邪气、久服耳聪目明"，具有滋养强壮作用。另外，山药中的皂苷是合成女性激素的前驱物质，能改善内分泌、养颜美容，对产后或更年期女性的身心平衡有很大帮助。

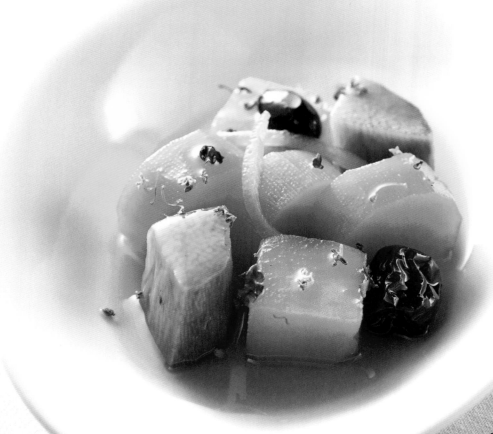

月内养生饮

材料 黄花参（观音串）50克，月子水1200毫升。

做法 1. 黄花参洗净，沥干备用。
2. 黄花参、月子水倒入锅中煮沸即可。

🍵 妈妈的关爱

黄花参微苦性平，有补虚健脾、散瘀通络之功效，另外《广西中草药》中记载，黄花参能补气血、壮筋骨，治疗病后虚弱、产后血虚、脾虚水肿等。

 清热凉血茶

材料 金银花、连翘、甘草各2克，白茅根8克，月子水1200毫升。

做法 1. 药材洗净，沥干备用。
2. 锅中倒入月子水煮沸后，再加入上述药材煮沸即可。

🍵 妈妈的关爱

金银花有解热、消炎、镇痛之效；白茅根能清肺胃之热、生津以解烦渴。此道茶饮特别适合体质偏热、饮食不调及睡眠不足之火气上升、风热感冒、乳腺发炎、甲状腺亢进的产妇。

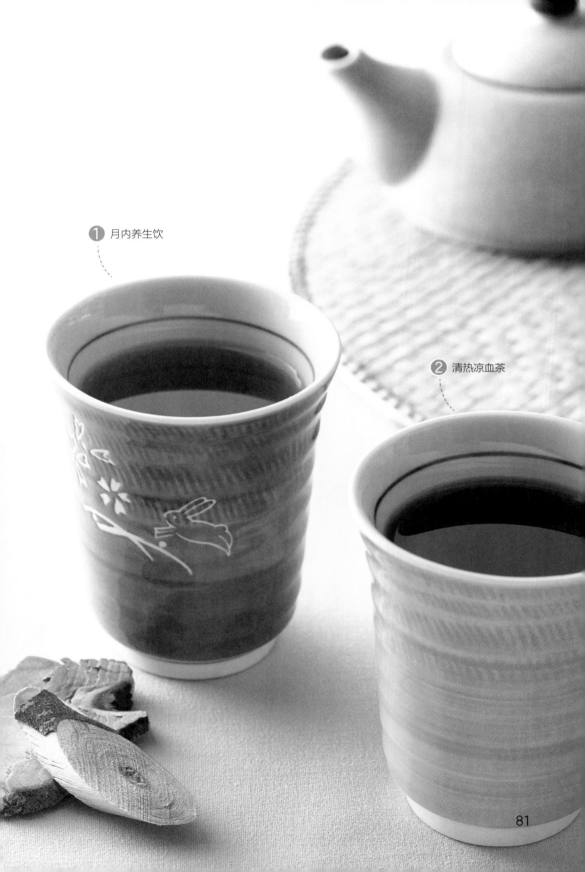

① 月内养生饮

② 清热凉血茶

81

百香奶酪蛋糕（12个）

材料 奶油奶酪240克，蛋黄、酸奶、百香果各60克，鲜奶油24克，奶油、细砂糖、蛋白各120克，塔塔粉适量，消化饼干180克。

做法
1. 将消化饼干用调理机打碎后，与奶油拌均匀。
2. 奶油奶酪打软，加入酸奶、百香果、鲜奶油、蛋黄搅拌均匀。
3. 蛋白、塔塔粉打发后，加入细砂糖拌匀。
4. 将打发的蛋白加入步骤2中，搅拌均匀。
5. 打碎的消化饼干铺于模型底座。
6. 将其余材料倒入已铺好消化饼干的模型中，准备烤盘隔水烤，烤箱温度上火180℃，烤约40分钟上色即可。

 妈妈的关爱

天然奶酪营养密度高，食用少量就可得到许多养分。奶酪更是补充钙质的好食材。钙质是人体不可或缺的重要营养素，与血压、肌肉收缩、牙齿及骨健康息息相关。

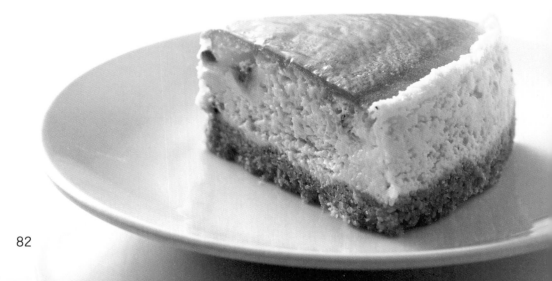

八味芝麻糕（一条）

材料　A：黑芝麻酱15克，蛋白45克，鲜奶50克，色拉油55克，低筋面粉80克，八味长寿药粉10克。

　　　B：蛋白120克，细砂糖60克。

　　　C：慕司粉50克，鲜奶180克，黑芝麻酱60克。

做法　1. 将材料A搅拌至无颗粒光滑状备用。

　　　2. 将材料B打发，取1/3量与步骤1混匀后，混入剩余的2/3打发蛋白中，轻柔慢速混拌均匀。

　　　3. 将拌匀的蛋糕糊倒入烤盘中抹平表面，以烤箱温度上火170℃、下火150℃烘烤20分钟，出炉并将蛋糕移至凉架备用。

　　　4. 将材料C混合均匀作为中间夹馅，完成后放入冰箱冷冻至硬，便于切片食用。

　妈妈的关爱

黑芝麻有补益肝肾的作用，其富含脂肪、维生素E，对延缓衰老有益。这款甜品中加入能缓解经期肠胃不适的八味中药粉，是兼具传统及现代的幸福甜点。

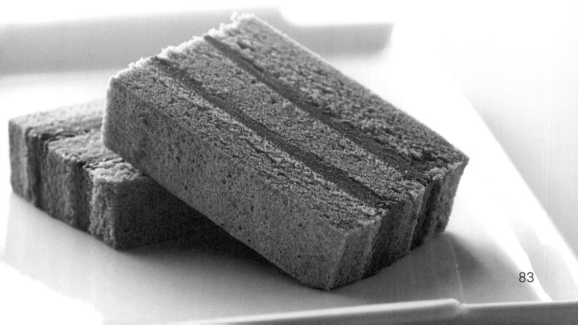

| 第三阶段 | 主题（滋补）：增强体质，加强免疫功能，养心安神，健脾益血。
时间：产后的21～30天。 |

调养重点

增强体质，加强免疫功能

经过前2周的调理，肠胃的消化吸收功能已逐渐恢复，从第3周开始可加强滋阴补阳的调理，以强化五脏六腑，增强体质。在怀孕过程中，为了给胎儿最佳的营养与生长环境，母体可能会出现缺铁、缺钙等。体质虚弱的新妈妈更要利用产后的3～4周好好大补元气，加强免疫功能。

养心安神

据统计，约有50%的女性在产后因为生理及心理因素会出现情绪不稳、失眠、焦躁等现象。在生理上因为照顾宝宝、内分泌失衡，在心理上对自己缺乏自信、生活上的大幅度改变，种种原因导致心神不定。平时可以通过饮食调理加以改善。

健脾益血

月子期间饮食清淡，又三餐进补，连吃了十几二十天。至此，再美味的汤品也会腻，但为了哺喂宝宝，不得不继续努力吃，所以在这个阶段，能让产妇开胃健脾的菜色就非常受欢迎了。

汤底

历经前两个阶段的代谢与修复，此时产妇恶露几乎已排干净，伤口通常愈合完全、疼痛感消失，乳汁分泌顺畅且充足，身体功能大致复元。此时，五脏六腑方能吸收滋补性强的补品，可选优质蛋白质及含有胶原蛋白的食材，以及富含维生素E、B族维生素的食材进行调养。

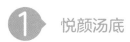 悦颜汤底

材料　当归、熟地、茯苓、干银耳各2克，川芎、芍药、党参、白术、炙甘草各1克，干贝2颗，老母鸡半只，鲍鱼1颗，黄金姜片2克，杏仁6克，黄酒适量，月子水1000毫升。

做法　1. 干贝以黄酒浸泡4小时以上，入蒸笼蒸约1小时。

2. 老母鸡洗净腹腔内血块，焯水备用。

3. 银耳以冷水泡发约8小时，中间需换水2次，并除蒂头备用。

4. 将所有药材及月子水倒入锅中煮沸，加入老母鸡、蒸好的干贝及汤，待煮沸后改中小火熬煮约2小时，则可沥出汤汁。

5. 取汤汁300毫升，加入鲍鱼、黄金姜片、泡发银耳、杏仁，入蒸笼蒸约1小时，则完成汤底制作。

> 建议搭配食材：鸡、猪肋排、河鱼海鱼、茼蒿、玉米笋。

 妈妈的关爱

此汤方出自《正体类要》将四物、四君子两个汤方加起来，四物汤补血，四君子汤补气，而此汤气血双补。体质较弱或贫血的女性，于恶露干净之后服用，有较好的调理作用。

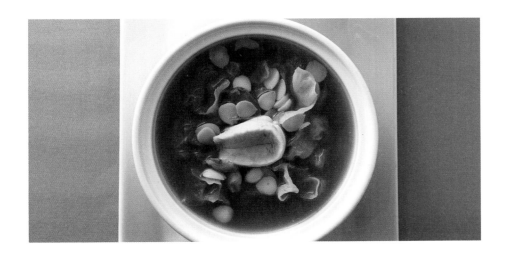

2 培元汤底

材料　白术、当归、川芎、芍药、炙甘草、党参各5克，茯苓、熟地、黄芪、黄金姜片各2克，肉桂3克，猪尾骨250克，黑豆10克，薏米11克，月子水1000毫升。

做法　1. 黑豆清洗后浸泡一晚；猪尾骨焯水备用。

2. 将所有药材与月子水倒入锅中煮沸，放入焯水的猪尾骨，改中小火熬煮约2小时，则可沥出汤汁。

3. 取汤汁300毫升，加入浸泡的黑豆、洗净的薏米及黄金姜片，入蒸笼蒸约1小时，则完成汤底制作。

> 建议搭配食材：带皮带骨的禽畜类、鳗鱼、甲鱼。

> 🥣 妈妈的关爱
>
> 此汤方出自《太平惠民和剂局方》，于八珍汤方再加入黄芪、肉桂，为十全大补汤，这是一帖气血双补的方剂，对于冬季手脚冰冷、脸色苍白无光泽等有很好的调理效果。

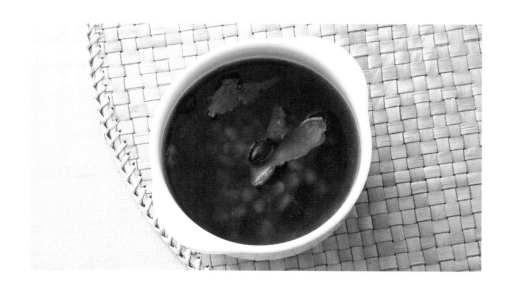

3 轻盈汤底

材料　姜片20克，红糖5克，黑芝麻油、巴西蘑菇各10克，老母鸡半只，桂圆肉4克，红豆25克，月子水1000毫升。

调料　酱油2克，米酒6克。

做法
1. 老母鸡洗净腹腔内血块，焯水备用。
2. 红豆洗净，浸泡8小时以上。
3. 锅中放入黑芝麻油，以小火慢炒姜片至微黄，加入红糖，以小火拌炒至酸味释放、飘出酱香，加入酱油及米酒调味。
4. 锅中倒入月子水煮沸，加入老母鸡、巴西蘑菇，待煮沸后改中小火熬煮约2小时，则可沥出汤汁。
5. 取汤汁300毫升，加入浸泡的红豆、洗净的桂圆肉，入蒸笼蒸约1小时，则完成汤底制作。

> 建议搭配食材：带骨羊肉、鸡、鲤鱼、根茎类蔬菜。

 妈妈的关爱
红豆含有大量的钾，能利尿，可将多余盐分等排出体外，具有强心利水之效。

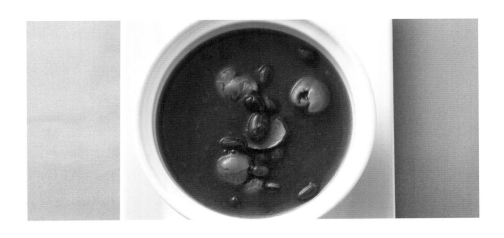

滋补汤底

材料　麦冬、当归各2克，党参3克，酒酿20克，巴西蘑菇10克，老母鸡半只，龙骨250克，枸杞子6克，黑枣2颗，月子水1000毫升。

做法　1. 老母鸡洗净腹腔内血块，龙骨洗净，分别焯水备用。

2. 将所有药材与月子水入锅中煮沸，放入焯水后的老母鸡、龙骨及巴西蘑菇，改中小火熬煮约2小时，沥出汤汁。

3. 取汤汁300毫升，加入洗净的枸杞子、黑枣，入蒸笼蒸约1小时，则完成汤底制作。

> 建议搭配食材：带皮带骨的禽畜类、鳗鱼、青木瓜、大豆制品。

 妈妈的关爱

《本草纲目拾遗》记载，酒酿有补气、生津、活血之效，主痘疹透发不起、乳房肿痛、头痛头风。酒酿性味甘温，含有机酸、维生素B_1、维生素B_2等，可益气生津、活血散结、消肿通乳。搭配富含蛋白质的食材，亦不失为一道下奶汤底。

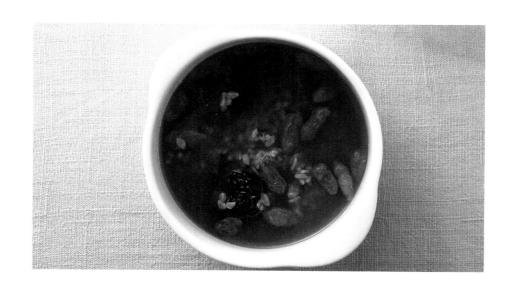

悦颜鸡肉汤

材料　悦颜汤底1包，鸡肉250克，月子水200～300毫升。

做法　1. 鸡肉洗净，焯水备用。

　　　2. 取一人份炖盅，放入鸡肉，倒入悦颜汤底包及月子水。

　　　3. 将炖盅加盖放入蒸笼中蒸1小时，蒸后续焖30分钟即可。

 妈妈的关爱

鸡肉含丰富的蛋白质，容易消化吸收，可增加皮肤弹性，促进胃液分泌。

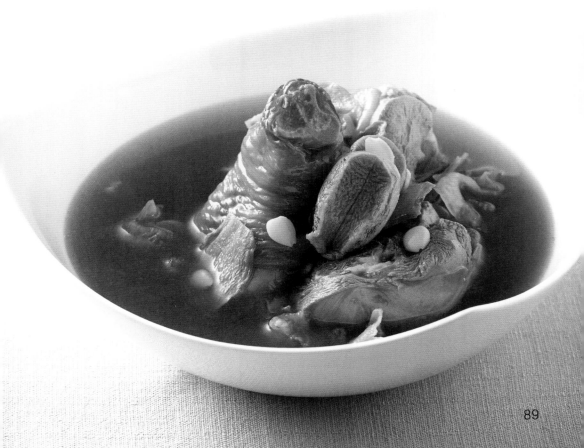

培元羊肉汤

材料　培元汤底1包，带皮带骨羊肉250克，月子水200～300毫升。

做法　1. 羊肉焯水后洗净皮表脏污，挑除细毛备用。

2. 取一人份焖烧锅，放入羊肉，倒入培元汤底包及月子水。

3. 将焖烧锅于火上加热煮沸后改小火煮20分钟，放入外锅内煲2小时即可食用。

妈妈的关爱

羊肉性温，是冬天家喻户晓的滋补佳品。张仲景《金匮要略》记载，当归生姜羊肉汤对因气血亏虚引起的畏寒、产后腹痛、腰膝酸软均有疗效。以现代营养学观点来看，羊肉富含蛋白质、钙、铁，有良好的补虚损作用。此道汤底适合各式荤素食材，搭配鸭、鹅、河鱼海鲜、深绿色蔬菜这类偏凉食材，适合体质较燥热的产妇，而体质较为虚冷的产妇则宜多选用鸡、鸽、羊、根茎蔬菜。

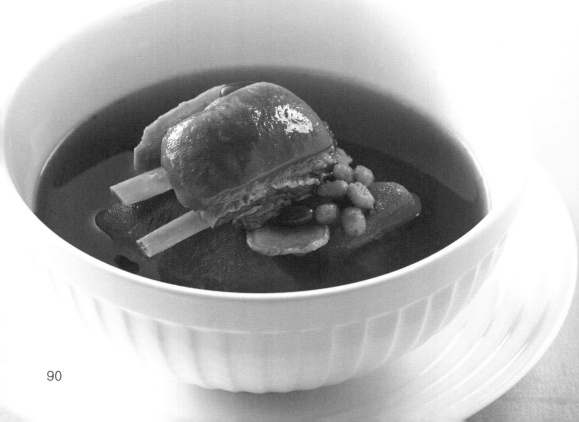

轻盈鹌鹑汤

材料　轻盈汤底1包，鹌鹑1只，月子水200～300毫升。

做法　1. 鹌鹑洗净，焯水备用。

2. 取一人份炖盅，放入鹌鹑，倒入轻盈汤底包及月子水。

3. 将炖盅加盖放入蒸笼中蒸1小时，蒸后关火续闷10分钟即可取出食用。

> **妈妈的关爱**
>
> 鹌鹑味美胜鸡，又比鸡肉容易消化，对于产后脾胃虚弱或因少动多食而造成的消化不良者，应多选择鹌鹑作为营养来源。产后水肿不消，以此汤底搭配鲤鱼一同炖煮，不但利水消肿效果好，更有通乳下奶的作用。

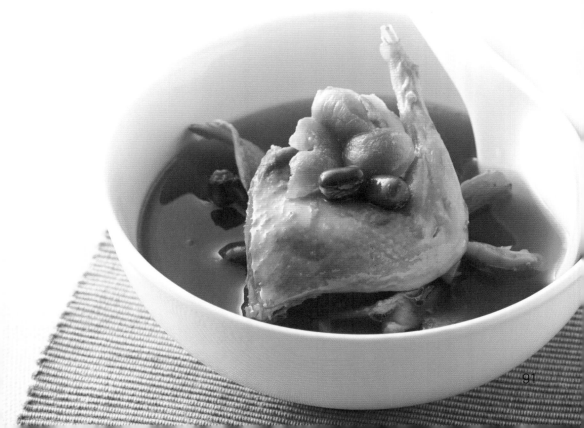

滋补牛肉汤

材料　滋补汤底1包，去骨牛小排250克，月子水200～300毫升。

做法　1. 将去骨牛小排切成长方形薄片备用。

　　　2. 取一人份快煮锅或小型单柄锅，倒入补气汤底及月子水。

　　　3. 待汤底煮沸，放入牛小排以汤匙推开，使其均匀受热后转中小火，至再次煮沸，加盖关火，续闷3～5分钟即可食用。

 妈妈的关爱

黄牛肉性偏温，尤善补气；水牛肉性偏凉，以补血见长。其脂肪含量低，蛋白质含量高，同时又是多种矿物质的良好来源，如铁、磷、铜、锌的含量特别丰富。特别值得一提的是，牛肉中的肌氨酸含量非常高，可益智，且对增长肌肉特别有效，是产后哺乳妈妈优质营养来源。

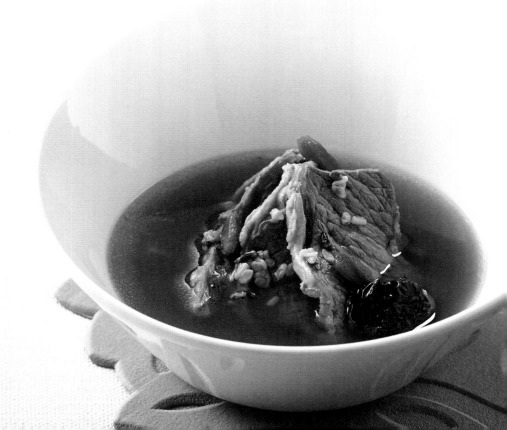

玉米杂粮饭

材料　糙米、新鲜玉米粒（含胚芽）各40克，大米45克，燕麦35克，月子水120毫升。

做法　1. 糙米用月子水浸泡4小时以上。
　　　2. 将所有材料及浸泡水混合，入蒸笼蒸熟即可。

 妈妈的关爱

玉米粒中含有大量的膳食纤维及维生素C，胚芽中含有不饱和脂肪酸及卵磷脂，这些营养物质能增强人体新陈代谢、调节神经系统功能，可使皮肤细腻光滑。玉米还有利尿消肿、降血压等功效。燕麦可促进体内废物排出，具有抗氧化、增加肌肤活性、减少皱纹色斑、抗过敏等功效。

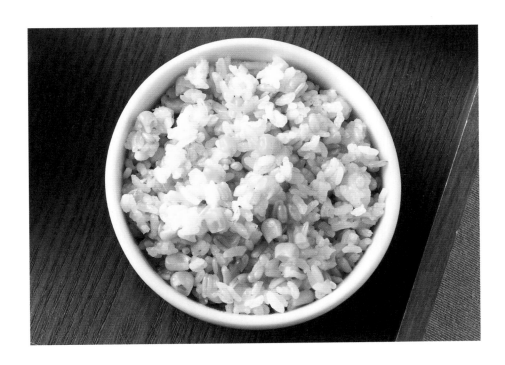

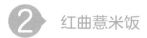 红曲薏米饭

材料　薏米120克，姜片、红曲各5克，米酒2克，黑芝麻油5克，月子水150毫升。

做法　1. 薏米用月子水浸泡8小时以上。
　　　2. 以黑芝麻油爆香姜片，再炒香红曲，加入米酒。
　　　3. 将炒香之料与薏米混合，入电饭锅或蒸笼蒸熟即可。

 妈妈的关爱

薏米是微寒的谷类，此道主食加入红曲、老姜、黑芝麻油以平衡微热性，让体质较为虚冷的女性也能享受薏米的食疗效果。

《本草纲目》中记载，红曲"消食活血，健脾燥胃……治女人血气痛及产后恶血不尽"，常为秋冬交替之际御寒暖胃之补汤。现代医学认为，红曲有调节免疫力、降血脂、抗氧化等多种功能。炒红曲切记一定要用小火慢炒，将酵酿的酸味转换为酱香味，才能完美呈现出此道主食温润厚重的特点。

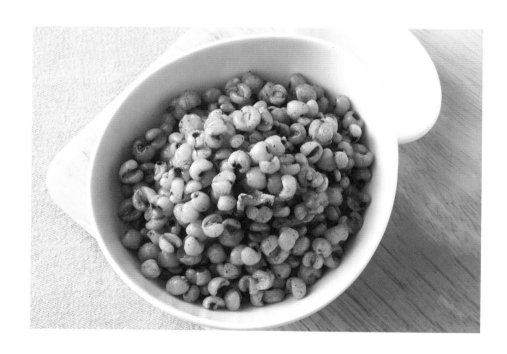

红曲鲜鱼柳（2人份）

材料 鲷鱼肉1片，秋葵、玉米笋各3根，鲜香菇2朵，姜2片。

调料 A：黑芝麻油15克，盐5克，鸡蛋半个，淀粉30克，红曲酱15克。

B：盐3克，香菇粉1克，米酒8克。

做法 1. 鲷鱼肉切粗条，加入调料A腌10分钟入味备用。

2. 秋葵、玉米笋、香菇切条，将上述材料和腌好的鲷鱼放入沸水中烫熟，捞出沥干。

3. 锅中放入姜片爆香，放入处理好的材料和调料B拌炒均匀，装盘即可。

 妈妈的关爱

秋葵富含钙和黏液活性物质，可以补钙、促消化。

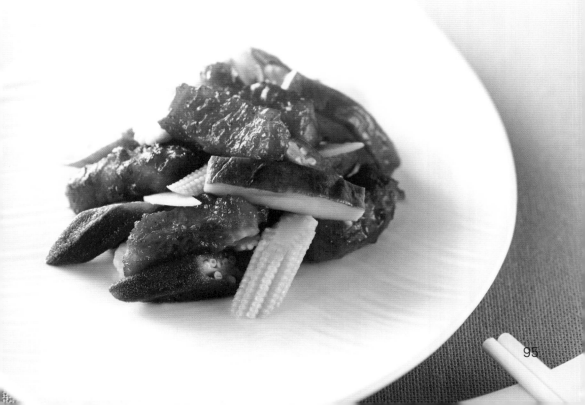

青木瓜镶肉（2人份）

材料　青木瓜1/4个，猪肉馅120克，脆瓜碎30克。

调料　盐2克，酱油6克，米酒8克，葱末、姜末、香油各5克，淀粉15克。

做法　1. 青木瓜去皮，切长块状，焯水30秒后捞起，沥干水分。

2. 猪肉馅、脆瓜碎和调料拌匀，铺在青木瓜上。

3. 将青木瓜入蒸笼蒸熟后取出，装盘即可享用。

 妈妈的关爱

木瓜中含有蛋白质分解酶，能帮助消化蛋白质，且含有大量的番茄红素和β–胡萝卜素，有抗氧化作用。另外，因青木瓜有催乳作用，是产后调理佳品。

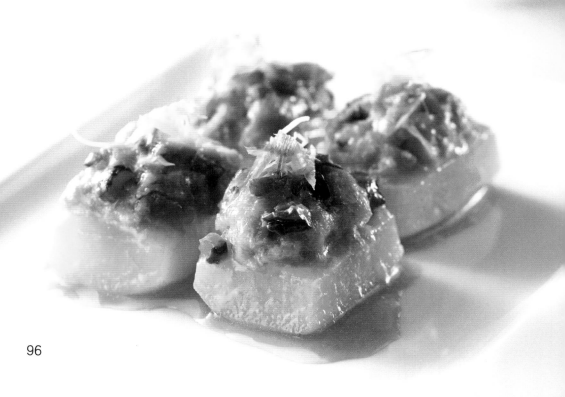

消食解肌茶

材料 荷叶1克，山楂、陈皮各3克，决明子2克，月子水1200毫升。

做法
1. 药材洗净，沥干备用。
2. 锅中倒入月子水煮沸，再加入所有药材煮沸即可。

 妈妈的关爱

荷叶的荷叶碱能在肠壁形成一层脂肪隔离膜，能有效阻止脂肪的吸收而达到减肥的功效。决明子有清肝明目、促进胃液分泌的作用。此道茶饮能生津止渴、消食化积、健脾开胃，亦可促进人体新陈代谢。但产妇应以调养元气及哺喂母乳为饮食之优先，不可过度减肥，故饮用此茶不宜过量或过浓。

 红颜玫瑰饮

材料 玫瑰花果茶30克，玫瑰茄5克，冰糖10克，月子水1200毫升。

做法 锅中倒入月子水煮沸，再加入茶料、冰糖煮沸即可。

 妈妈的关爱

玫瑰花能疏肝解郁、活血调经，主治胸膈满闷、乳房胀痛；而玫瑰茄有清热解渴、调理女性生理周期等功效，更含有丰富的花青素、多酚，可以养颜美容、减少疲劳感。二者皆能养颜美容，极适合女性朋友。不论用餐前后、睡前、经期或平日，均可饮用。

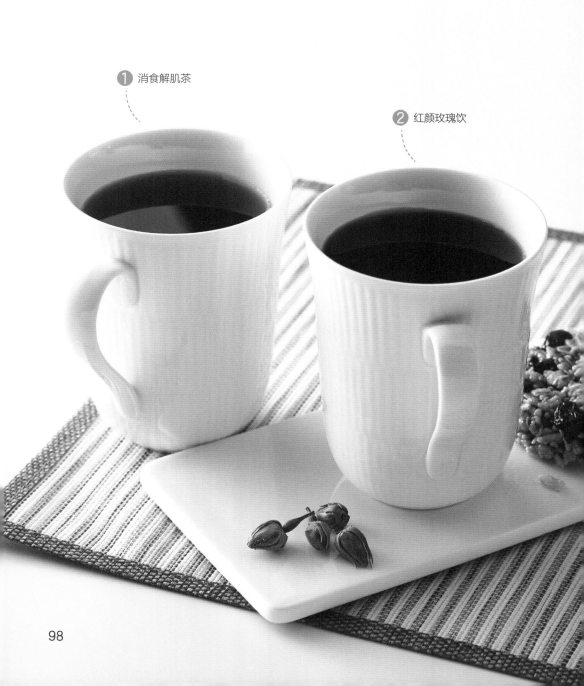

1 消食解肌茶

2 红颜玫瑰饮

杏仁挞（12个）

材料　A：奶油120克，糖粉60克，蛋黄1个，高筋面粉240克。

　　　　B：奶油、糖粉、低筋面粉各60克，全蛋3个，杏仁粉120克，葡萄干、杏仁碎各30克，朗姆酒20克。

做法　1. 材料A中的奶油、糖粉搅拌均匀，将拌匀的蛋黄加入其中，搅拌至乳化。

　　　　2. 材料A中的高粉过筛后加入步骤1中，搅拌均匀即成挞皮。

　　　　3. 材料B中的奶油、糖粉搅拌均匀；将朗姆酒与全蛋混合。

　　　　4. 将全蛋混合液慢慢加入拌匀的奶油糖粉中，搅拌至乳化。

　　　　5. 杏仁粉、低筋面粉慢慢加入步骤4中，搅拌均匀，装入挤花袋备用。

　　　　6. 挞皮中放入葡萄干，将内馅挤入塔皮模具中约七分满。

　　　　7. 撒上杏仁碎，入烤箱温度上火180℃、下火200℃烤约20分钟至表面上色即可。

 妈妈的关爱

杏仁富含维生素E，适量食用有助于抗氧化、抗衰老、预防心血管及糖尿病等慢性病。

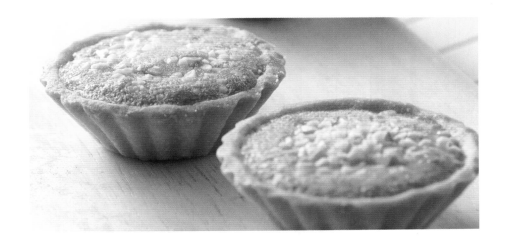

枣泥核桃酪

材料 红枣、花生米各10克,圆糯米40克,核桃仁30克,冰糖10克,月子水460毫升。

做法
1. 红枣、圆糯米洗净,用月子水泡约1小时,沥干备用。
2. 核桃仁以180℃烤熟备用。
3. 将红枣、圆糯米、花生米、核桃仁放入食物调理机,研磨成泥。
4. 将研好的泥倒入锅中,加入等量水煮沸后,再加入冰糖即可。

妈妈的关爱

核桃有养血补肾、温肺定喘、润肠通便的功效。《神农本草经》将核桃列为久服轻身益气、延年益寿的上品。其丰富的卵磷脂和赖氨酸有助于健脑益智,增强记忆力。另外,核桃含亚麻油及维生素E,能促进细胞生长,是产后养颜美容的上选食材。

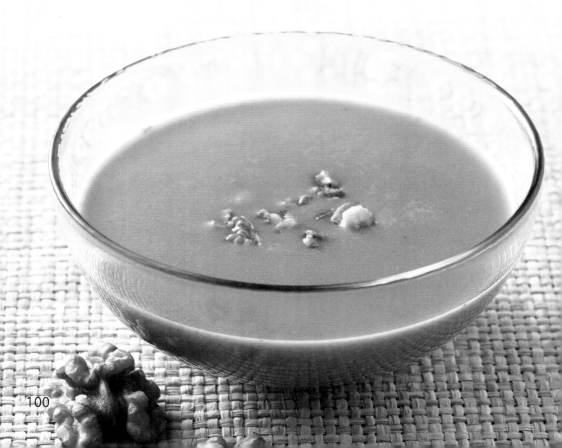

甲状腺功能亢进

患有甲状腺功能亢进的产妇，由于体质较为燥热，不适合食用麻油这类热补的食材。若吃多了热性补品，容易出现口干舌燥、长痘等上火的症状。因此在饮食上推荐食用较"凉"的食材，如瓜果、白肉等，尤其白肉中的鸭肉清热润燥，且脂肪含量低、营养价值高，特别适合体质燥热或患有甲亢的产妇食用。

另外，甲亢妈妈是产妇抑郁症的好发人群，要对抗产后抑郁，规律的生活作息比任何补品都有效，建议在晚间11点至凌晨3点时进入深睡眠，此时若新生儿夜哭，可请丈夫或家人代以安抚。在月子期间则建议多食用安神食材，生活作息与食补相配合，能有效改善产后抑郁。

精选食材 ＞ 百合、莲子、莲藕：传统中医认为神智情绪皆属心，由心经所管理，无论失眠、心神不定、焦躁易怒、情绪起伏都能借由调养心经改善；而百合、莲子及莲藕皆入心经，对于安心养神特别有效，只是在食材选择上，由于百合品种甚多，选择药用品种会比食用品种效果更佳。莲子除了能安定情绪，所含的生物碱可以抗心律不齐，故有强心的作用，同时富含钙、磷等元素，对骨骼和肌肉都有好处。

茶姜面线

材料 面线150克，茶油30克，老姜丝10克。

做法
1. 锅中倒入茶油，以小火将姜丝炒至微干。
2. 水烧开后投入面线，中小火煮约2分钟，捞起沥干。
3. 将炒香的茶油及姜丝与面线搅拌均匀即可。

妈妈的关爱

苦茶油有"东方橄榄油"之称，是极健康的食用油。因其为冷压初榨，品性较为寒凉，若一般体质或产后虚弱怕冷的妈妈，建议不要在身体最弱的第一、第二阶段食用苦茶油，在第三阶段可以偶尔食用，或搭配老姜以混炒方式加热烹调食用。

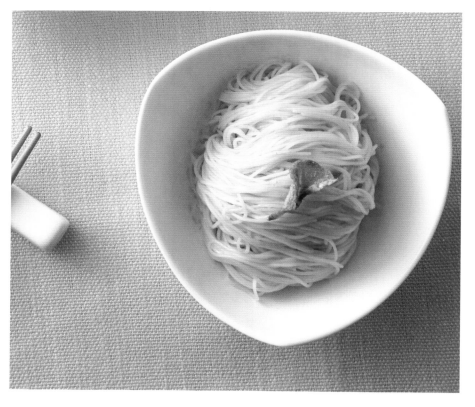

（文字/高玫）

4 月子餐的卫生与安全

坐月子的一个重要内容就是充足的营养及合理膳食，故月子餐是坐月子的重要组成部分。

在满足新妈妈充足的营养需要，保证婴儿健康发育的同时，也必须要对月子餐的食品卫生质量和安全性予以充分重视。实际上，刚分娩后的新妈妈对很多有害因素的敏感性可能比普通人更高，包括对食品当中的许多有害物质，如农药残留、重金属和微量有机污染物、食物中毒和肠道传染病致病菌、霉菌毒素以及某些致敏性因素等。尤其是对于个别高敏感的个体，月子餐的安全隐患不仅可能会导致新妈妈身体出问题，对宝宝也可能产生不同程度的影响。因此，对月子餐的卫生质量和安全性予以足够的重视，不仅有利于新妈妈的健康，也有利于宝宝的健康成长。

那么要从哪些方面给予重视，或者采取哪些措施才能有效控制月子餐的卫生质量与食用安全性呢？从大方面来说，至少应包括三方面：即原辅料的质量管控、生产加工过程的卫生要求与质量控制、运输销售和食用环节的卫生管控。

（1）原辅料的质量管控

月子餐所使用的原料、辅料、配料和添加剂等，其质量直接影响月子餐的卫生质量和安全性。对原辅料的质量管控也是保证月子餐安全性的首要环节。

1）动物性食品原辅料的质量管控　由于新妈妈比普通女性需要更多的营养，即"高营养密度"膳食，因此，通常在月子餐中都会使用很多动物性食品原料，如鸡肉、猪肉、牛肉、鱼虾、奶蛋等，以保证新妈妈能获得更多的优质蛋白质和必需脂肪酸等，以利于产后恢复和泌乳。对于这些动物性食品原料而言，要注意以下几个方面的问题：

❶ 兽药、抗生素、饲料添加剂残留：食用动物养殖使用和滥用兽药、抗生素、饲料添加剂等问题日益严重，这些药物和添加剂在动物性食品中的残留，可能会导致过敏、肠道菌群失调或紊乱、肝肾损害等问题。还可能由于致病菌对常用抗生素产生耐药性，而导致一旦发生某些感染性疾病和传染病时"无药可医"，严重影响治疗效果和预后。因此，月子餐使用的动物性食品原料应尽可能做到定点采购，尽量使用大公司、大企业供应的原料，并保证其"可溯源性"和注意索取有关兽药、抗生素、饲料添加剂使用和残留量检测等证明材料。

❷ 微生物污染与腐败变质：动物性食品营养价值一般都较高，微生物很容易生长繁殖，由于微生物及其所产生的酶的作用，蛋白质等营养成分的分解加快，从而导致食品的腐败变质。腐败变质的动物性食品不仅营养价值降低，而且许多小分子分解产物如胺类和酮类等对人体有不同程度的危害。另外，由于微生物大量生长繁殖，其中致病菌存在的可能性和数量也明显增加，致病性也随之增加。因此，制作月子餐应使用新鲜的动物性食品原料，肉类的临时保藏也应置于清洁的冰箱中，以防止微生物的迅速繁殖，延缓腐败变质的发生。动物性食品原辅料一旦有腐败变质迹象，如变味、变色、变黏、形态改变等，不能用于月子餐制作。

❸ 重金属和持久性有机污染物：海鱼类常有不同程度的甲基汞等重金属化合物污染，甲基汞对婴幼儿的神经和智力发育等有不良影响。动物性食品也经常会受到二噁英等持久性有机致癌物不同程度的污染。故应注意索取动物性食品的有害污染物检测报告，并尽可能选择那些低污染地区来源的原辅料。

2）植物性食品原辅料的质量管控

❶ 农药残留与重金属污染：粮食、豆类、薯类、蔬果等植物性食品，在种植过程中一般都要施用多种农药，并可从空气和水中吸收铅、镉、砷等有害元素。对于某些农药来说，水洗、水煮、烧炖、炒菜等加工烹调处理可使其不同程度被破坏，但某些农药和重金属则不易被常规的加工烹调破坏。因此，对植物性食品原辅料也应定点选择那些来自低污染地区的，而且要注意尽可能索取农药残留和重金属含量检测报告。

❷ 霉变和霉菌毒素污染：粮食、薯类和水果等容易被霉菌污染而发生霉变（即"长霉"），霉变的食物不仅营养价值降低，感官性状恶化（形、色、香、味改变），而且某些霉菌可产生毒性和致癌性很强的毒素，如黄曲霉毒素和赭曲霉毒素、单端孢霉烯族毒素、伏马菌素和展青霉素等。花生、玉米和花生油等植物油易污染黄曲霉毒素，其次是粮食和豆类；小麦和玉米等易污染单端孢霉烯族毒素；而苹果、山楂等水果则易污染展青霉素。因此，发现长霉和有霉点的食物不能食用。

3）食药两用原料和中药材的使用

❶ 食药两用原料：在我国中医实践中，一些物品既是药品，又具有相当长的食用历史，且自身就是食品，此类物质称为"按照传统既是食品又是中药材的物质"（简称"食药两用原料"），如红枣、生姜、枸杞子、山药、甘草、山楂、乌梅、百合、茯苓、阿胶、紫苏等。我国《食品安全法》对食品的定义是"食品，指各种供人食用或者饮用的成品和原料以及按照传统既是食品又是中药材的物品，但是不包括以治疗为目的的物品"，明确了食药两用物质与药物的区别。我国公布的《既是食品又是药品的物品名单》

共列入了87种物质，这些物质都可以作为普通食品原料使用，当然也能选择用作月子餐的原料，但也要注意食药两用原料有无重金属、农药残留和其他污染物超标等情况。

❷ 传统中药材：在我国许多地区的传统饮食习惯（尤其是药膳）和月子餐习俗中，除食药两用原料外，也常使用一些较安全的中药材，如党参、麦冬、天麻、白术、白芍、杜仲、当归、三七、石斛等。但必须强调的是，如果是作为商品化生产和出售的月子餐，是不能使用食药两用原料名单外的物质和中药材的。

4）食品添加剂、营养强化剂、香料调料等　月子餐应尽量少用食品添加剂和香辛料。必须使用者（包括营养强化剂和调料等）也要注意所用物质必须符合相应的质量标准，并尽可能使用知名品牌和大企业的产品。

（2）生产加工过程的卫生要求与质量控制

原辅料质量是保证产品质量的基础和第一步。但即使有了好的原辅料质量保证，如在月子餐的生产加工烹调过程中不注意控制操作过程的卫生条件和可能影响食品安全的关键因素，同样可能产生食品安全问题或隐患。因此，在月子餐的整个制备过程中，要重视各环节，尤其是关键环境的卫生质量控制，包括人员卫生和设备设施卫生，良好的质量控制体系、操作规范和人员技能培训等，以防止由于生产用水和清洗去皮去杂等环节造成的污染和生熟交叉污染，及食品加工设备、管道、容器和器材等引入的污染，以及由于操作人员卫生与健康问题和操作不规范造成的食品安全问题或安全隐患。对于大型的月子餐生产企业，应致力于建立和实施GMP（良好生产规范）和HACCP（危害分析与关键控制点）等先进的质量管理体系。

（3）运输销售和食用环节的卫生管控

运输、销售和食用环节也可能对月子餐的食用安全性造成不良影响，如运输工具的污染，运输和储存条件不当或时间过长导致月子餐变质，食用环境条件和工具的不卫生等，都可能导致食品安全问题或隐患，都必须加以重视。

月子餐最好是新鲜制备，尽快食用。如果是企业化大规模生产和配送，则应十分重视配送环节的卫生与冷藏条件，并限制在一定时间内食用。

另外，对于新妈妈而言，还要注意个体差异，尤其是对某些特殊食物过敏或不耐受等情况，防止月子餐中含有这些食物或配料导致的过敏或不适。

总之，不论是保证月子餐的营养和"易接受性"，还是保障其食用安全都具有同等的重要性。如果月子餐虽然具有高营养价值但不好吃，很难被大多数新妈妈接受；如果月子餐营养价值高且好吃，但吃了闹肚子、出现过敏甚至发生食物中毒和食源性疾病等，才真正是"有大问题"——不仅影响新妈妈自身的健康和心情，也直接或间接地影响婴儿的健康。因此月子餐的食用安全应放在重要的位置，予以充分重视。

（文字/张立实）

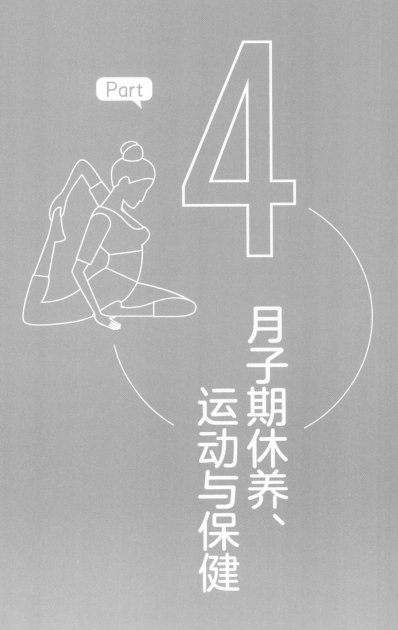

4

月子期休养、
运动与保健

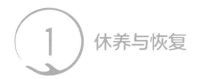

1 休养与恢复

女性一生会经历三个重要时期：月经来潮、怀孕生产以及停经更年期。在这三个时期中，女性不论生理还是心理都会经历巨大变化，尤其是晋升为母亲这段时间，伴随初为人母的喜悦，新妈妈的身心健康也经历了生命中的一次转折，体力和精力消耗巨大，角色转变后心理上的适应，都需要在产后一段时间里得到休养和恢复。

产褥期，是指新妈妈自胎儿及其附属物娩出到全身器官（除乳房外）恢复至孕前状态的一段时间，一般是产后6～8周。如果新妈妈在这段时间恢复不佳，没有足够的精力和心力来照顾宝宝，势必也会影响宝宝的生长发育。由此看来，新妈妈这段时间的休养和恢复不仅关乎到自己的健康，也与宝宝的生长发育密切相关。

下面，将介绍产褥期新妈妈的身体变化以及相应的表现，帮助新妈妈有针对性地休养与恢复。

（1）子宫

产褥期子宫变化最大。当胎盘娩出后，子宫逐渐恢复至未孕状态，这一过程称为子宫复旧，大约为6周。对于产后新妈妈来说，要注意观察产后子宫收缩的情况。在产褥期早期，一般是产后1～2日会出现因子宫收缩引起下腹部阵发性剧烈疼痛，即产后宫缩痛，一般持续2～3日，多见于不是第一次生产的妈妈，而且哺乳时疼痛还会加重，一般不需要特殊用药。

（2）恶露

产后子宫蜕膜脱落，含有血液、坏死蜕膜等组织的液体经阴道排出，称为恶露。恶露因颜色、内容物和时间不同分三种：产后3～4天为血性恶露，量多，颜色鲜红，含大量血液，有时含有小血块；随后逐渐变成浆液性恶露，颜色较浅，呈淡红色，含血液较少，但含有大量宫颈和阴道分泌物及细菌，持续10天左右；产后2周左右，变成白色恶露，含有大量白细胞、蜕膜细胞、表皮细胞和细菌，呈淡黄色，量较少，大约持续3周干净。

总体而言，恶露一般持续4～6周，可有血腥味，但无臭味。产后新妈妈要注意观察恶露的量、颜色和气味，如果恶露色污或有臭味，提示可能有感染，应尽早去医院诊治。

（3）乳房

分娩后乳房的主要变化是泌乳。分娩后2~3天乳房增大，变坚实，局部温度增高，开始分泌乳汁。虽然很多妈妈不是在分娩后即刻就开始分泌乳汁，但最好在宝宝出生后尽快开奶。因为宝宝的吸吮能使催乳素呈脉冲式释放，从而促进乳汁分泌，同时还能引起垂体释放缩宫素，缩宫素可促进喷乳反射，即可使乳腺腺泡周围的肌上皮收缩，使乳汁进入输乳管和乳窦而喷出乳汁。在停止哺乳期间，也要注意按时将乳汁吸出来，不要使乳房过胀，不然会反射性地引起乳汁分泌减少或回奶。所以，吸吮是保持乳腺不断泌乳的关键环节。不断排空乳房也是维持乳汁分泌的重要条件。

另外，乳汁的分泌量与产后妈妈的营养、睡眠、情绪和健康状况密切相关，产后要尽量保证足够的睡眠，营养丰富的可口饮食，避免精神刺激至关重要。

（4）呼吸和消化系统

对产后新妈妈而言，子宫和乳房虽然是变化最大的器官，但呼吸和消化系统的变化也不容忽视。

在呼吸系统方面，分娩后腹腔压力消失，膈肌恢复正常运动，所以在孕期的胸式呼吸，现在又转变为腹胸式呼吸。

在消化系统方面，孕期胃肠蠕动及肌张力均减弱，胃液中盐酸分泌量减少，产后需1~2周逐渐恢复。产后由于胎儿娩出，子宫收缩，直肠承受胎儿的压迫突然消失，使肠腔舒张扩大，粪便在直肠滞留的时间较长，容易发生便秘。另一方面，产褥初期，妈妈一般食欲不佳，进食量较少，水分排泄又较多，肠内容物较干燥，加之活动量减少，肠蠕动减缓，腹肌及盆底肌松弛，有些妈妈还有会阴伤口疼痛，更加重了便秘以及痔疮的发生。为此，建议新妈妈一定要注意勤喝水，尽早下床活动，以增加肠道水分，增强肠道蠕动，降低便秘的发生。在饮食方面注意少辛辣，多进食一些膳食纤维含量丰富的食物，如蔬菜、粗粮等，以增加大便量、软化大便，利于粪便排出，从而预防痔疮的发生。

（5）产后心理健康

生儿育女对于女性而言是一个正常的生理过程，她们在怀孕、分娩、产后哺乳期的经历不但使新妈妈经历了生理上的变化，在心理上也产生了巨大的影响。孩子降生那刻，看着怀中小小的生命，新妈妈的责任感和使命感油然而生。但是新妈妈真的做好为人母的准备了吗？分娩时，哺育初生婴儿时遭遇的挫折、不顺遂使新妈妈心情沮丧、抑郁、焦虑甚至会产生自我怀疑，深陷这种不良情绪中无法自拔，对自身以及宝宝危害巨大。调查发现，患有抑郁症的母亲所抚养的孩子易出现暴力行为，特别是如果母亲的抑郁症反复发作，孩子出现暴力行为的风险更高，日后更容易出现行为问题。

大多数妈妈并不认为自己会成为抑郁症瞄准的对象。但资料表明：产后50%～70%的新妈妈会经历一段"蓝色"忧郁期，严重的可能诱发抑郁症或其他精神疾病。因此，正确认识产后抑郁，关注产后新妈妈的心理健康也是产后休养与恢复的重要组成部分。

是什么让新妈妈在本该高兴的时候却变得抑郁了？让我们来了解一下产后抑郁的原因。

1）激素水平的变化　从怀孕到分娩，新妈妈体内的多种激素水平发生了很大变化，其中一些也与情绪变化相关。

女性怀孕后体内雌激素水平逐渐升高，孕晚期时达到最高值，分娩后又急剧下降至基础水平，这种雌激素水平的骤然变化是引起产后抑郁的主要诱因。与雌激素情况相似的另一种与妊娠分娩过程相关的激素是孕激素。孕激素的变化过程与雌激素类似，也是怀孕后水平升高，产后几天降至正常，哺乳期可降至低于正常值。有研究显示，产后孕激素下降幅度与抑郁量表得分呈正相关，即孕激素下降幅度越大，产后发生抑郁的可能越大。除了这两种激素外，催乳素、绒毛膜促性腺激素的变化都可能引起新妈妈的情绪变化。

除了雌激素、孕激素、催乳素等性激素外，皮质醇、甲状腺素等也与抑郁发生有关。皮质醇升高可损伤大脑的海马处，从而使人产生认知功能障碍、失眠、情绪低落。因此，肾上腺皮质功能的变化是新妈妈产后抑郁症的诱因。临床上医生可将肾上腺皮质功能变化作为诊断产后抑郁症的重要依据。

激素水平的变化会影响中枢神经系统中一些神经传导物质的含量，从而间接影响人的情绪。怀孕和产后多种激素水平变化急剧，导致某些神经递质的水平也随之相应改变，出现神经元的兴奋性异常，从而容易发生抑郁。

所以，产后抑郁的发生其实是有其生理基础的，与产后激素水平的急剧变化有关。对于新妈妈而言，虽然激素水平的变化不可避免，但这些影响只是暂时的，只要通过积极的自我调适，再加上家人的陪伴和支持，就能顺利地度过这段特殊时期。

2）其他因素可总结为下述几项。

❶ 疲惫：是造成产后情绪低落与抑郁的主要原因之一。尤其是在产后的早期阶

段，新妈妈需要面对和处理的新问题很多，比如宝宝不明原因难以安抚的哭闹，频繁哺喂，尤其是在夜间，还要给孩子擦洗、换尿布等，导致夜间睡眠严重不足。极度的疲惫往往使新妈妈丧失信心和耐心，产生自我怀疑，认为生活没有乐趣，从而容易引发抑郁情绪。不过，好在这段时间有限，随着新妈妈对宝宝各项事宜的熟练，再加上家人的辅助和支持，很快就能回归到有序的生活中来。

❷ **遗传因素**：也是诱发产后抑郁的另一个因素。研究发现有精神病家族史，特别是有抑郁症家族史的新妈妈，产后抑郁的发生率更高。过去有情感障碍病史，经前抑郁史等的新妈妈产后更容易发生抑郁。

❸ **缺乏伴侣和家人的支持**：医学上，丈夫、家人、朋友等的支持称为"支持系统"。这个系统是否稳固，也是新妈妈是否会患上产后抑郁的一个重要因素。现实生活中，总能看到因为丈夫和家人对新妈妈的忽视导致其患上抑郁症。丈夫在妻子怀孕、分娩、产褥期给予妻子关爱和帮助，是保证新妈妈拥有良好情绪的重要因素之一，对降低新妈妈在产后发生抑郁症的风险有很重要的作用和意义。同时，在此期间培养和下一代的亲情，对家庭幸福来说也很重要。所以，在这一阶段，请新爸爸给予新妈妈和宝宝细心的照顾和陪伴。

❹ **家人的压力**：有的家庭有重男轻女的思想，如果宝宝的性别不符合家人的预期，会责怪新妈妈。这种来自家人的压力也容易导致产后抑郁的发生。

另外，养育观念的不同，极易使新妈妈和上一辈之间产生矛盾和冲突，如果处理不当，容易使新妈妈陷入无助、沮丧等不良情绪中，进而引发产后抑郁。

所以，在产后抑郁的发生中，来自家人的压力不容忽视。一定要妥善处理矛盾，避免家庭压力给新妈妈带来伤害。

❺ **哺乳**：母乳喂养宝宝是新妈妈产后的必修课，可是有些新妈妈也会因为哺乳而引起产后抑郁。初为人母，心情是复杂的，既有兴奋快乐，又有焦虑不安。其中最大的担心是自己能不能母乳喂养，以及母乳量是否能满足宝宝的需要。一些新妈妈产后初期母乳喂养不顺利，下奶少或晚，再加上宝宝体重下降，新妈妈往往会出现紧张、烦躁、焦虑的情绪，容易引发产后抑郁。还有一些新妈妈对于母乳喂养有一种执念，但由于种种原因又无法母乳喂养，现实与预期不符，也容易导致新妈妈心理失衡，诱发产后抑郁。

总之，由母乳喂养而产生的紧张、焦虑、无助等情绪，也可能是产后抑郁的一个诱因。所以，产后尽早给予新妈妈母乳喂养指导，多给新妈妈鼓励和支持，消除患得患失的紧张心理，哺乳有了一个良好的开端，也可降低产后抑郁的发生。

产后抑郁的预防始于妊娠前。从怀孕前就做好各项准备，如经济上的准备、心理上的准备等，未雨绸缪，这样可为孕期及产褥期的良好心理打下基础，从而减少产后抑郁症的发生。

（文字/吴婷）

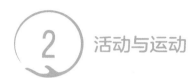

活动与运动

"生命在于运动"，这句话相信大家自小便耳熟能详。确实，在生命的各阶段，规律地进行适当的体育活动可以维持和改善心肺功能，是健康生活方式的必备条件，孕期和产后也不例外。尽管分娩之后的一段时间内需要对运动和锻炼方法进行适当调整，但对那些没有特殊并发症的新妈妈，尤其是在孕期体重增长过多，产后存在体重滞留风险的新妈妈，在产后进行有氧和力量调节相关锻炼，对恢复体形和保持健康状态有重要作用。大部分新妈妈在产后参加运动项目过少，是引起超重和肥胖的主要原因。在我国，由于自古有坐月子的习俗，强调产妇在产后需"静卧"，导致不少新妈妈在角色升级的同时，体重也随之"升级"了。

国际上，一些权威机构或组织对女性产后运动有相关的推荐建议，如美国卫生与公共健康服务部2008年发布了《美国体育活动指南》，推荐健康孕妇和产妇每周至少进行150分钟中等强度的有氧运动（类似于健步走等活动）；运动应分散进行，并根据医学指征进行调整。世界卫生组织和美国运动医学会发布的循证基础的推荐意见也指出运动对大部分成人是有益的，而且获益远超过风险。

下面我们就来详细说说关于新妈妈产后运动的那些事儿。

（1）产后运动的时机和类型

产后新妈妈的身体就像受损的房子，亟待修缮。运动可以促进新妈妈身体功能的恢复，但不能急于求成，首先应该加固地板（盆底肌），维修墙壁（腹部肌群），稳固房顶（膈肌），再去美化装修（减脂塑形），所以在适当的时间做适当的运动对产后妈妈而言极为重要，否则既不利于产后恢复，还可能造成运动损伤。

1）凯格尔运动　许多新妈妈在孕期及产后或多或少都会遇到尿失禁的困扰，这些情况的发生都和盆底肌功能下降有关。通过正确的凯格尔运动，可以保持盆底肌的强度和韧度，使之灵活有力，从而降低产后尿失禁的发生概率。产后如何进行凯格尔运动？

首先，新妈妈需要找到或者说感受到盆底肌。简单来说，就是小便时阻断尿液流出的那组肌肉，而凯格尔运动也就是缩肛运动。具体运动方法：仰卧位，两腿自然伸直，进行腹式呼吸，鼻缓慢地吸气到胸腔和腹腔，此时盆底肌为放松状态，再缓慢用嘴呼气，同时依次收紧肛门周围、阴道周围及尿道周围肌肉，此时骨盆肌为收缩状态，持续1~3秒，腹肌、骨盆和臀部不能用力，无明显体外动作。可重复20~30次。

新妈妈可以在任何时间、任何地点进行凯格尔运动，而不会让周围的人察觉出来。根据耐受情况，每日进行多次凯格尔运动可以有效减少产后尿失禁和肛门失禁。不论剖宫产还是阴道分娩的新妈妈，产后都建议进行凯格尔运动。阴道分娩的新妈妈若未经历过会阴撕裂或切开，可以在分娩后的第1~2周开始凯格尔运动；剖宫产的新妈妈建议产后42天经医生或康复师评估之后再开始进行。不管以哪种分娩方式分娩，若新妈妈自我感觉不适，或者对此时开始运动心存疑虑，那么可以在产后42天复查经医生评估后再开始进行。刚开始时，可以从简单的盆底肌收放运动开始，根据身体的恢复程度逐渐增加次数和动作幅度。不要坐在垫圈或充气气垫上，最好坐在较硬的表面上，注意坐姿，上身不要倾斜，也不要交叉双腿，特别是对会阴部有伤口的新妈妈，这种坐姿会影响伤口的愈合。如果感觉不到肌肉，记得在做产后42天复查时咨询医生或产后康复师。

2）呼吸运动　呼吸运动是我们生命中最基本的运动之一，与生俱来，一生相伴，以至于我们几乎从不把它当作一项需要特别进行的训练。但是对于产后新妈妈而言，呼吸运动是一项非常必要和适宜的运动，不但简单易行，而且非常适合产后这个特殊时期对肌肉功能恢复性的训练需要。

我们的呼吸模式包括胸式呼吸和腹式呼吸。胸式呼吸由肋间肌舒缩带动肋骨和胸骨运动，主要表现为胸部起伏的呼吸运动。腹式呼吸，是由膈肌舒缩引起的呼吸运动，伴腹部起伏。产后第1天就可以开始胸式呼吸练习了，它可以减少术后胃肠胀气，促进膈肌弹性恢复和产后复位，并减少肋骨外翻。而腹式呼吸练习，顺产的新妈妈在产后第1天就可以开始了，剖宫产新妈妈则在产后3天左右开始练习。腹式呼吸是非常适合产后新妈妈进行的腹部肌肉锻炼，可以帮助恢复腹部肌肉弹性，促进腹直肌分离的康复。

3）常规运动

❶ 恢复运动的时间：前面讲到的两种运动可能不是传统意义上的"运动"，那么产后新妈妈什么时候可以恢复那些我们常说的"运动"呢？总体来说，新妈妈应按照自己的生活节奏，先恢复适当的活动，再根据自身身体恢复情况逐步安排恢复性的锻炼。

大部分书籍会建议产后6周可以开始恢复运动。但这其实只是一个非常笼统的说法，不同的分娩方式对新妈妈的影响是不同的，具体到每个人其实是非常个体化的，所以恢复运动的时间也不应"一刀切"。

❷ 顺产妈妈恢复运动：阴道分娩的新妈妈恢复到孕前常规体力活动水平的适宜时间各不相同，受许多因素影响，如会阴创伤和产后出血的程度、与妊娠和产褥期有关的内外科并发症，以及个人意愿等。恶露分泌停止，基本上可以恢复运动了。恢复运动前建议咨询医生，经过复查和评估后，从低强度运动开始，切不可操之过急。

如果分娩时是借助器械分娩，如产钳或吸引器助产，可能需要更长的时间休养，以利于伤口愈合。同时还需要进行会阴部的复查，只有在医生确认伤口愈合后，才能考虑开始恢复运动。

❸ 剖宫产妈妈恢复运动：剖宫产妈妈需要更长的时间促进身体康复。尽管如此，在没有异常（如贫血、心肺功能障碍和血栓栓塞等内科并发症，恶心、呕吐、伤口愈合异常，神经病变和失禁等手术和术后并发症等）的情况下，还是建议新妈妈尽早下床活动，以促进肠蠕动，恢复排气，并减少与术后久卧久坐相关的其他产后症状发生。剖宫产后，尽量不要搬动重物，物体重量以不超过宝宝体重为宜。

（2）产后锻炼计划

产后身体的变化是一个复杂的过程，新妈妈既要对这些变化有充分了解，也要对自己身体的反应有心理准备，循序渐进，坚持不懈。可以在孕期运动的基础上开始产后运动，并随着身体的恢复逐渐增加强度和频率，以达到理想的锻炼效果。锻炼会给生理和心理带来许多影响和变化，对于锻炼的回报，每个参加健身锻炼的人心中都有答案。

1）产后7天内的运动　这一阶段，新妈妈刚刚经历过辛苦的分娩过程，适合一些轻柔的活动，一方面可以预防分娩后久卧相关的不良反应，另一方面也为后期的恢复做准备。

❶ 胸式呼吸

开始锻炼的时间：产后第1天。

作用：减少术后胃肠胀气，促进膈肌的弹性恢复和产后的归位，减少肋骨外翻。

练习方法：屈膝卧位，双大腿内侧夹一小球或靠枕；双手掌分别压在肩

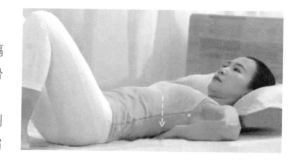

胛骨下方，鼻子吸气带动胸廓横向扩张，嘴呼气带动肩胛向床面下压手掌，10次为一组，每天3～5组。

温馨提示：练习时，呼吸自然顺畅，不要有屏息和停顿。

❷ 腹式呼吸

开始锻炼的时间：阴道分娩后1～3天，剖宫产产后3～7天。

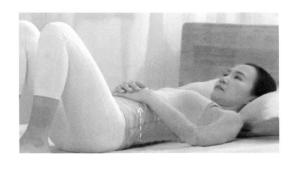

作用：促进子宫收缩，恶露排出；刺激肠蠕动；帮助腹部肌肉弹性恢复，有利于腹直肌分离的康复。

练习方法：屈膝卧位，双大腿内侧夹一小球或靠枕；双手重叠放肚脐上，鼻子吸气，腹部外鼓保持5秒，嘴呼气同时腹部向内向下收紧5秒。10次为一组，每天3组。

温馨提示：练习时，呼吸自然顺畅，不要有屏息和停顿；如果术后有腹部伤口，就不加手法。

❸ 卧位骨盆钟面练习

开始锻炼的时间：产后3天。

作用：促进骨盆稳定性的恢复；激活盆底肌群；减少骶髂不适。

练习方法：屈膝卧位，双大腿内侧夹一小球或靠枕；双手放体侧，想象会阴前方有一面钟，通过骨盆运动，耻骨位置去指向6点和12点的方向；吸气时将骨盆前倾，让腰后侧与床面保持自然弯曲，耻骨位置去指向钟面6点；呼气时将骨盆后倾让腰后侧与床面保持贴合，骨盆上翘，耻骨位置去指向钟面12点。10次为一组，每天3组。

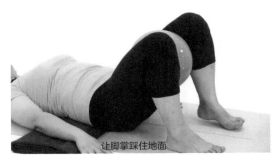

让脚掌踩住地面

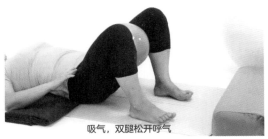

吸气，双腿松开呼气

温馨提示：若会阴或腹部伤口疼痛则暂时不要做；腰背部稳定，仅限骨盆区域活动。

2）产后7～42天运动　这一阶段，新妈妈经过7天的休养，身体得到了一定的恢复，可以逐渐增加活动量，主要目的是激活腹部和盆底肌肉群，为下一步的肌肉恢复锻炼做准备。

❶ 桥式

开始锻炼的时间：产后7天。

作用：促进骨盆稳定性的恢复；激活盆底肌群；减少骶髂不适。

练习方法：屈膝卧位，双大腿内侧夹一小球或靠枕，手放体侧，吸气时将骨盆前倾，让腰后侧与床面保持自然弯曲，呼气时耻骨上提带动骨盆抬起，臀部离开床面，腰背保持贴合床面。10次为一组，每天1组。

温馨提示：恶露量多时暂不做。

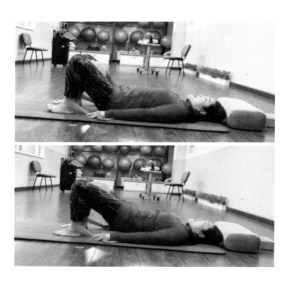

❷ 侧卧夹球抬腿式

开始锻炼的时间：产后7天。

作用：强化腹横肌；修复腹直肌和大腿内收肌。

练习方法：侧卧位，下方手托头颈部，上方手放身体前方维持身体侧立；上方腿屈膝压小球，脚尖点地，下方腿伸直，绷脚背，吸气准备，呼气时下方

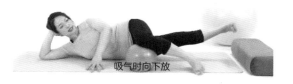

吸气时向下放

腿抬离垫面，双腿大腿内侧相互靠近。重复5～10次，换对侧练习，两侧练习为1组，每天1组。

温馨提示：练习时，上半身尽量放松并保持稳定的侧立。

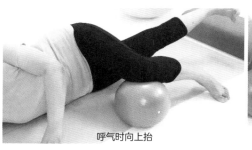

呼气时向上抬

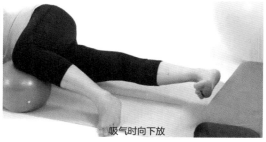

吸气时向下放

❸ 坐小球骨盆活动

开始锻炼的时间：产后7天后，感
觉坐起无伤口疼痛感。

作用：促进盆底肌群恢复；有利于
恶露排出。

练习方法：夹小球跪坐坐姿，双手
扶髋；吸气时骨盆前倾、呼气时骨盆后
倾为1次，10～30次/组；吸气时骨盆回

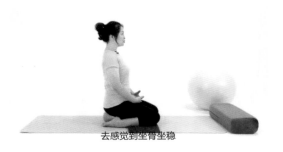

去感觉到坐骨坐稳

正，呼气时向左摆动骨盆，吸气时骨盆回正，呼气时向右摆动骨盆为1次，10～30次/组；
吸气准备，呼气时从前向左向后向右骨盆绕圈5次；吸气准备，呼气时从前向右向后向
左骨盆绕圈5次。每天1组。

温馨提示：伤口疼痛、恶露量多时暂不做。

❹ 坐小球配合凯格尔运动

开始锻炼的时间：产后7天后，感觉坐起无伤口疼痛感。

作用：促进盆底肌群恢复。

练习方法：夹小球跪坐坐姿，双手放松放在大腿上，整个会阴放在柔软的球上，吸
气，盆底肌群放松向球下沉5秒；呼气，盆底肌群收紧上提感觉吸起球5秒，3次后收紧
数数保持5～10秒，再放松。10次为一组，每天3组。

温馨提示：伤口疼痛、恶露量多时暂不做。

3）产后42天后配合康复治疗的运动　经过前6周的休养和活动，可以尝试开始规
律地进行类似于散步一类的运动了。但是，新妈妈的关节和韧带可能需要至少3个月才
能恢复到孕前水平，所以一定要从低强度开始，缓慢而谨慎地恢复活动。

其实这一阶段，相对于急于开始进行有氧运动，新妈妈首先需要关注的是腹部以
及盆底肌的恢复情况。因为这些肌肉群的恢复情况会直接影响其他锻炼的效果，在腹
部以及盆底肌肉还未恢复的情况下，太早开始运动会对身体造成损伤。虽然有建议顺
产后3个月、剖宫产后6个月可以开始进行一些带对抗性的运动，但实际上对每位妈
妈而言，产后恢复孕前常规运动的时间以及逐步恢复进行的运动类型应该是非常个体
化的，因为每位妈妈孕前身体活动的情况不一样，产后肌群的恢复情况又会受许多
因素影响，所以，最好也最适合自己的做法是：产后42天首先由医生或者产后康复
师检查和评估腹部以及盆底肌群的恢复情况，根据肌肉的恢复情况选择与康复治疗相
配合的有针对性的辅助锻炼。治疗结束或经过上一阶段针对性锻炼之后，再次经医生

或者产后康复师检查评估，以决定下一步如何锻炼，如此往复，直至完全恢复到孕前状态。

（文字/吴婷）

 生活卫生习惯与保健

中国妈妈月子期间的"风俗习惯"可谓五花八门，跟个人卫生相关的各种陈规陋习花样百出，让很多新妈妈无所适从，产褥热、子宫脱垂、恶露不尽的发生也比比皆是。要想减少产后各种病症的发生，应注意月子期的个人卫生和护理。

（1）月子期的个人卫生

1）勤洗澡、勤换衣　在分娩时会大量出汗，同时产后代谢旺盛、汗液较多，许多代谢废物要排出体外，及时洗澡在身体清洁的同时，还能促进血液循环，汗腺孔和皮脂腺孔顺利分泌，同时可以调节自主神经，恢复体力，消除肌肉和神经疲劳。

专家提醒　产后洗澡应成为良好的坐月子习惯，分娩后2～3天即可擦浴，产后1周即可淋浴，注意选择合适的时间、温度和方式，预防低血压和低血糖。

❶ 正确选择洗澡时间：分娩后2～3天便可擦浴。如果产后会阴部无伤口，产时疲劳已基本恢复，在产后1周即可淋浴。如果会阴切口大或裂伤厉害，腹部有刀口，则应等到伤口愈合后才能淋浴，在此期间可以进行擦浴。洗浴时间不要过长，5～10分钟即可，浴后赶快擦干身体，穿好衣服，以防感冒。一般产后7～10天即可用热水洗头。

❷ 方式——淋浴：新妈妈洗澡时一定要淋浴，切不可盆浴，以免污水进入产道引起感染。如果身体比较虚弱，不能站立淋浴，则可采取擦洗的办法；身体状况较好的新妈妈，可在家人的帮助下淋浴。剖宫产新妈妈，或行会阴侧切者则待体力恢复、伤口愈合后方可淋浴，一般可先行擦洗。

❸ 室温和水温要合适：洗澡的时候，室温不能过低或过高：夏季一般室温即可，

冬季以24～26℃较为适宜。夏天水温相当于体温，即37℃左右就行；冬天水温应当高一些，45℃左右即可。若温度过高，室内水蒸气大量弥漫，空气流通不畅，妈妈容易缺氧，引起头晕、恶心、站立不稳等低血压和缺氧症状，甚至导致意外发生。

④ 洗澡后宜保持头发和身体干燥：洗澡后应及时擦干身体，头发用热风吹干，不要处在风口之下。沐浴后若头发未干，不可把头发扎起，不可立即枕着湿发入睡。头发最好先用干毛巾包一下，因湿发在水分挥发之时会带走大量热量，头部血管受到冷刺激会骤然收缩，引发产后头痛和颈部不适等症状。另外，洗完澡后体温会升高，不利于褪黑素的分泌，因此最好把洗澡时间安排在睡前1～2小时。

2）热水泡脚有益保健　分娩3～5天后，应当每天晚上用热水泡脚15～20分钟，还可以进行足部按摩，以刺激神经末梢，调节自主神经和内分泌功能，促进血液循环，消除肌肉和神经疲劳。

3）口腔卫生不能忽视　产后新妈妈应该注意口腔卫生，每次饭后都应刷牙或漱口。需要强调的是，产褥期妈妈身体比较虚弱，新陈代谢正处于调整过程中，对寒冷的刺激比较敏感，因此，刷牙漱口与平时不一样，要注意讲究方法。

① 正确刷牙：刷牙时不能"横冲直撞"，也不要横刷，要用竖刷法，顺序应从上往下刷，下牙从下往上刷，咬合面上下来回刷，而且里里外外都要刷到，这样才能保持牙齿的清洁。电动牙刷因为自带刷牙方式，使用简单。3D运动的小圆头电动牙刷和上下摆动的电动牙刷是目前市场最主要的两种电动牙刷。前者更接近牙医推荐的改良巴氏刷牙法，有利于清洁牙龈沟和牙缝周围。不管是手动牙刷还是电动牙刷，牙缝是很难被牙刷刷到的，里面容易产生牙菌斑，可以选择牙线等工具清洁这些难刷部位。已经有牙龈萎缩的人牙缝更容易积存食物残渣、产生牙菌斑，所以更要注意牙缝的清洁。

② 药液含漱：用中草药水煎液漱口。如用陈皮6克、细辛1克，加沸水浸泡，待温后去渣含漱，能治口臭及牙龈肿痛。切记要用温水刷牙漱口，防止寒冷对口腔、皮肤的不良刺激。

专家提醒　与月子期间的"陋习"做斗争：产后口腔卫生非常重要，并非"不能漱口"。

4）常梳头　经常梳头，不仅有利于头发保持清洁，还能加速血液循环，增加头皮营养供应，从而达到预防脱发和促进新发生长的目的。可选择木梳梳头，也可用十个手指像梳子一样梳理头发，促进头皮血液循环。若头发过长，打结难理，宜缓慢梳理，避免扯痛头皮。

产后脱发是女性在产褥期较易出现的症状。产妇在分娩时消耗了大量体力，再加上哺乳的消耗，睡眠不足，身体处于虚弱状态，头发也因此缺乏营养，容易脱落。要想减轻产后脱发，除了注意休息，保证睡眠，还要保持愉快的心情。

（2）月子期的个人护理

1）顺产妈妈的会阴伤口护理　由于分娩后生殖器官尚未恢复正常，宫腔内有较大的创面，宫颈口松弛，阴道黏膜有擦伤，会阴部可有侧切伤口，因此必须做好外阴的清洁卫生，以防感染。

如果是自然分娩的伤口，疼痛大约持续3天，此时会阴部会肿胀，虽不至于影响日常的生活作息，不过仍需小心照护。现在使用的会阴伤口缝线，在产后40～60天内会自然吸收，线头也会自动脱落，因此一定要记得涂抹医师开的药膏，直到线头脱落为止，以免伤口感染。此外，为了减轻会阴部的疼痛，如厕时建议采用蹲式马桶。若疼痛剧烈，建议告知医护人员，使用冷敷或坐浴的方式来护理。一定要注意不宜久站，必要时可采用侧卧或侧坐，借以减轻疼痛。

会阴部因为分娩时的撕裂，常会有伤口感染，如果撕裂过大，可能伤及肛门及直肠黏膜。由于这些部位细菌较多，细菌繁殖就会导致会阴伤口感染。会阴侧切伤口，需要产后每日以加温的1：2000新洁尔灭及消毒大棉球（纱球或海绵块）擦洗外阴2次，洗净血迹。每次大便后亦应冲洗干净。洗前应先解小便，洗时应掌握由上至下，由内向外的原则，注意勿将溶液冲入阴道，以免引起感染。冲洗结束后用干棉球擦拭干净。擦过肛门的棉球和镊子均不应再使用。平时注意垫好消毒会阴垫（月经纸），系清洁月经带。

除此以外，还应观察恶露及伤口情况，如伤口红肿严重，可局部湿热敷，或用95%酒精湿敷，每日2～3次，每次20分钟，以促进血液循环，达到消炎消肿的目的。如果伤口疼痛剧烈或肛门坠胀，应及时就诊或告诉医师，检查是否有阴道及阴部伤口血肿。轻微的血肿可冷敷，使血管减轻出血；或用红外线照射侧切伤口，促进创面愈合。伤口有感染或愈合欠佳者，于产后7～10天开始热水坐浴（恶露色鲜量多者暂禁坐浴）。产妇睡眠时，采取健侧卧位，勤换会阴垫，避免恶露浸泡伤口。侧切伤口拆线1周内避免下蹲姿势，以防伤口裂开。

2）剖宫产妈妈的伤口护理

❶ 瘀血：必要时需重新缝合伤口。如果伤口有紫色或是黑色的块状瘀血现象，需告知医师，确认是否需要将伤口拆开，重新缝合伤口，以促进伤口恢复、消肿。

❷ 水肿：热敷或用酒精消毒。水肿可能是因为缝线太紧，可以用纱布蘸取浓度为75%的酒精敷在伤口上；或将热水袋包上纱布后热敷伤口，有利于消除水肿。

❸ 水疱：局部涂碘酊或消炎药膏。伤口如果长水疱，极有可能是缝线没有被身体正常吸收所致，此时可以擦拭碘酊或药膏来帮助伤口愈合。

另外，现在剖宫产最常见的是横向伤口。除了瘢痕较小，伤口也比较好护理。手术后，医生都会在产妇的伤口处贴上美容胶带和胶布以保护伤口。如果伤口有疼痛、红肿现象，则代表局部发炎，最好请医师护理消毒。产后1周或等拆线之后再洗澡，但是务必记得伤口一旦沾水需用干毛巾擦干，或是用吹风机吹干，重新贴上新胶布。等到伤口完全愈合，可以涂抹化痕的保养品以避免伤口颜色加深、变黑。

3）乳房的清洁与护理　分娩后第一次哺乳前应先用温水、肥皂洗净整个乳房，乳头处如有痂垢，应用油脂（植物油）浸软后，再用温水及肥皂洗净。

❶ 乳头凹陷者需采取矫正措施：用5毫升注射器外套，或消毒眼药水空瓶，细端套上橡皮盖，倒扣在乳头上。用注射器接细针头刺入橡皮盖，抽出瓶中空气造成负压，使乳头突出，数分钟后取下瓶子，再用手指不断牵拉已突出的乳头，使之不再回缩，必要时可重复进行。

❷ 乳头皲裂者可用特制的玻璃乳头罩保护乳头：乳头罩必须紧贴乳房，勿使漏气，再让新生儿吸吮，否则吸不出乳汁，反将空气吸入胃内。也可用吸乳器将母乳吸出装入奶瓶，将瓶放锅中隔水蒸煮，水沸后蒸20分钟即可，放至合适的温度再喂新生儿。每次哺乳完毕，应用温毛巾将双乳头及周围皮肤擦干净，用乳罩垫衬小毛巾将双乳扶托，以减轻乳房坠胀不适感。

❸ 产后泌乳的早期，双乳房充血，局部有胀痛发热的感觉，可用热敷减轻疼痛，促进乳汁分泌。如乳房过度充盈，局部触之有坚实结节感，并伴有疼痛、体温略微增高，可采用局部热敷、按摩的方法，促使结块松软。

4）睡眠的讲究　产前子宫、脏器、膈肌发生移位，产后这些器官要恢复到原来位置，子宫要排出恶露。由于产后新妈妈身体虚弱，气血不足，因此必须保证充分休息和正确的卧床养息方法，这样才有利于气血恢复、排出恶露，膈肌、心脏、胃下降回位。

身体不适或疼痛是影响产褥期女性睡眠的主要因素。如何才能保证睡眠质量呢？

① 分娩后不能立即入睡：分娩完毕，不能立即入睡，应先闭目养神。熟睡时气血运行缓慢，反而加重疲劳。而闭目养神则可使血脉流通。

② 睡姿的讲究：睡觉时，尽量采取右侧卧，肢体自然屈曲，使全身肌肉筋骨放松，这样有利于消除疲劳和保持气血循环。

③ 卧具的讲究：由于松弛素的作用，产后骨盆稳固性变差，如果此时睡太软的弹簧床，人体左右活动会有一定阻力，不利于新妈妈翻身坐起，如欲起床或翻身，就必须格外用力，很容易造成骨盆损伤。如果家中原有弹簧床是两面的，一面是硬板，一面是弹簧，只需翻过来，把硬板面朝上，可继续使用。如两面均为弹簧，则要考虑弹簧的硬度，如属双弹簧，有足够的硬度，不换也可以。如弹簧较软，则必须加以调整。

④ 睡前调整好情绪：睡前情绪应稳定，要保持平和，切忌担忧、恼怒，因为怒则气血上涌，情绪激动，难以成寐。

（3）月子期的生活环境卫生

室内环境安静、整洁、舒适，有利于新妈妈的身心休养及恢复。

> 专家提醒
>
> 月子期生活环境要求：避免多探望，空气要流通，光、温、湿要适中。

1）避免较多探望　安静的环境有利于休息，不能为了庆贺，宾朋满座，设宴摆酒。产妇卧室应保持安静，避免过多亲友入室探望。原因一是影响母婴休息，二是人多会使空气污浊，带入的病菌易引起母婴感染。

2）室内空气要流通　产妇休养的环境不能烟雾弥漫、空气污浊。在盛夏季节如果室内卫生环境差，空气浑浊、憋闷，易使母婴患呼吸道感染。卧室要常通风，通风的程度可以根据四季气候和产妇的体质而定。紧闭门窗会使居室通风不良，空气污浊，细菌大量滋生，危及母婴健康。为了母婴健康，应使卧室门窗通风透光，保持室内空气新鲜。通风时应将新妈妈与宝宝从直接被风吹到的位置移至另一个房间，或盖好被子，不要让冷风直吹。一般通风20～30分钟，每天1～2次。

专家提醒 与月子期间的陋习作斗争：为了母婴健康，应使卧室通风透光，保持室内空气新鲜，冬季也需定时开窗通风。

3）室内光线要适中　居室采光要明暗适中，随时调节，要选择阳光照射和朝向好的房间作寝室用。这样，夏季可以避免过热，冬天又能得到最大限度的阳光照射，使居室温暖。

4）屋内温度要适中　新妈妈和宝宝的居住环境温度要适中，一般22～24℃为好。在冬天，北方没开暖气前（或南方冬天较冷的一段时间里），应注意室内温度的保持，可以用空调、电暖器等使室内温度升高到理想状态。

在夏天，如果室温达到30℃以上，则可使用空调、电扇促进空气对流，帮助散热。但要注意新妈妈不要直对风口。空调温度设置不可太低，一般维持在26℃左右即可。

（文字/陈科）

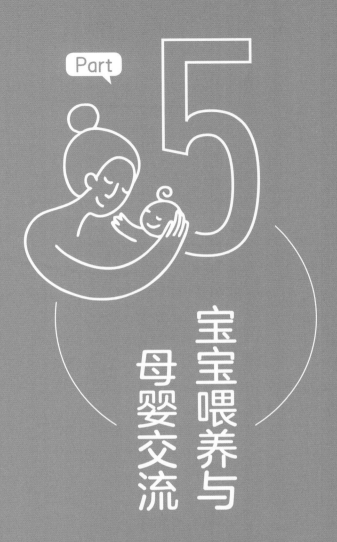

Part

5

宝宝喂养与
母婴交流

① 新生儿护理

新生儿是指出生后28天内的初生婴儿。新生儿离开母体后，需建立和维持呼吸、调整循环系统功能、调节体温等，以适应子宫外的生活。宝宝在子宫内经由胎盘获得母亲的抗体，故对某些细菌或病毒具有免疫能力，出生后喝到初乳，则可获得免疫球蛋白A，对胃肠道及呼吸道疾病感染也具抵抗力，这些来自母亲的抗体在5~6个月后会消失。

（1）新生儿的生理评估

1）体温　新生儿正常肛温36.6~37.2℃，腋温会略低于肛温，为36.5~37.2℃，耳温36.5~37.5℃。由于新生儿体温控制中枢尚未发育成熟，体温易受环境影响，监测新生儿体温变化可以避免因体温过高或过低产生的身体伤害。对于足月新生儿温度的测量，建议可以耳温取代肛温。与测量腋温的方式比较，耳温测量更为简便。

2）脉搏　新生儿脉搏以测量心尖脉（左锁骨中线第三、四肋间交会点）为主，其次是上臂内侧的臂动脉。照顾者尽可能在新生儿安静或睡眠时测量，正常足月儿心跳速率为110~160次/分。

3）呼吸　新生儿呼吸浅而不规则，测量时间应足1分钟，呼吸音清晰，两侧对称，呼吸速率30~60次/分，有时会出现打喷嚏或咳嗽，为正常现象。

4）血压　新生儿正常血压是50~60/70~90毫米汞柱。出生后的血压并非常规监测项目，若需要测量时，以电子血压计测量。

5）头围　是指由眉毛上方经双耳顶端至枕骨粗隆量一圈，平均32~37厘米，头围通常比胸围大2厘米，占身长的1/4。视诊是否对称、有无破皮损伤；触诊是否有胎头肿块或头皮血肿出现。若头围小于胸围可能是小脑症，若头围大于胸围4厘米以上，则怀疑是脑水肿或有颅内压上升的可能。当自然产的新生儿为了顺应产道，头缝线会弹性改变，头骨可能重叠而导致头顶后方凸出变形，若使用真空吸引器协助新生儿娩出，头形会稍微变长。

❶ 胎头肿块：又称为产瘤或先锋头，常见于头产式的自然产，新生儿因产道压力造成胎头先露部位受压，使静脉回流变慢而造成的水肿，会跨越骨缝线（即触诊时摸不到骨缝线），摸起来通常较头血肿柔软，于出生后3~7天消失。

❷ 头皮血肿：是急产或难产的新生儿因产道压力造成骨膜与头骨间的微血管破裂后血液堆积的结果，不会跨越骨缝线，常发生于单侧顶骨，也可能两侧都有，且界线分明，摸起来通常较胎头肿块坚硬，可在2～3周内自然消失。

6）胸围　由肩胛下缘通过两乳头直线上量一圈，新生儿胸围平均31～33厘米。新生儿胸部应呈圆桶状，前后径与横径长度约相等，胸骨下端可见剑突软骨突出。观察有无肋骨凹陷、回缩及其他呼吸窘迫现象。足月新生儿可见乳头发育完成，观察两侧乳头对称性、大小和位置，若乳房充盈且乳头直径大于1厘米，或出现白色分泌物，是因为受到母体激素的影响，常发生在产后2～3天。

7）腹围　由肚脐上方量一圈，新生儿腹围平均30～33厘米。腹部形状应呈椭圆形，略微凸起，两侧对称。

8）身长　身长的增加情形也是宝宝发育的指标之一。由头部至脚跟的长度（因新生儿姿势屈曲，测量时可由顶骨量至荐骨，再由荐骨到脚跟），新生儿身长平均48～52厘米，前6个月平均每个月长高2.5厘米。新生儿四肢的姿势、对称性、肌肉张力、肤色、活动度、手指及脚趾数目需要观察清楚，仰卧时，髋关节及膝关节应微微屈曲、外展。

9）体重　影响新生儿体重的因素包括遗传、营养吸收和妊娠周数。新生儿不穿衣服放置于体重计上，正常出生体重2500～4000克，女婴体重平均约3400克，男婴体重平均为3500克；出生时体重若低于2500克，称为低体重儿。新生儿出生后3～5天内，因体液流失、尿液和胎便排出、无感性水分丧失及新陈代谢快等因素，使体重减轻5%～10%，称为生理性体重减轻，为正常现象，一般在出生后7～10天即可恢复出生时的体重。

10）睡眠　宝宝从一出生开始，即在循序渐进地建立一套规律的生活作息。新生儿的睡眠时间很长，平均睡眠20～22小时。当新生儿睡得很深沉时，呼吸是规律的，面无表情，身体偶尔会突然地抽动或惊吓反射，不易被一般噪声吵醒，即使吵醒了也会很快自动入睡；当新生儿在半睡半醒时，呼吸较不规律，眼睛忽张忽闭，但眼神呆滞，可能会突然出现一两声的啼哭或微笑，较容易被噪声吵醒。新生儿清醒后，会安静地注视周遭环境，或吸吮手指头、玩自己的手脚以安抚自己，对外来的刺激如声音等会有反应，饥饿、纸尿裤尿湿了也会以啼哭表达。到满月后，每次睡眠的时间会逐渐拉长，约4月龄后应可一觉到天亮（即连续睡5小时）。

（2）新生儿居家照护的注意事项

1）脐带护理　新生儿沐浴后以无菌棉签蘸75%酒精，由脐根部环状擦拭消毒，目的是预防感染及促进脐带脱落，通常脐带在出生后7~10天会自然脱落。每次为宝宝换纸尿裤时，要特别留意残留脐根部、接近肚脐的地方，尽量保持残留脐带清爽，避免纸尿布与残留脐带摩擦，可以将纸尿裤下折至残留脐带之下，让残留脐带自然变干脱落。应观察脐带有无感染的迹象，如果残留脐带渗出黄色脓液，发出异味或根部皮肤出现红肿，表示脐带可能已经受到感染，建议就医诊治。宝宝的肚脐偶尔会有出血情况，这是血管分离时的正常现象，可以先尝试以轻按方式止血，如果按压5~7分钟未能止血，应该就医。

2）皮肤护理　所有的新衣服和新床单应在给宝宝使用前洗涤，新生儿期至1岁内婴儿常因为接触不干净的床单或使用护肤产品造成皮肤过敏，应减少使用痱子粉、爽身粉、含有香料或染料的乳液或婴儿油。婴儿的皮肤很柔嫩也很脆弱，千万不能用太刺激的清洁用品，尤其是盐、茶叶及消毒药水等。

宝宝汗腺分泌功能不稳定，若不注意皮肤表面的清洁工作，就会产生皮疹。夏天，若散热方式不对（如衣物过多、过厚，室内不通风等），水分又补充不够，就很容易产生脱水、虚脱的现象。新生儿平时的衣物以轻薄、吸汗为主，千万不要把宝宝包得密不透气，容易长红疹（热疹或痱子），如果宝宝皮肤出现问题，尽早寻求专科医师的协助，不要乱用成药，更不可迷信及乱用偏方，以免造成严重的后果。以下介绍新生儿常见皮肤问题与照护。

❶ 尿布疹：尿布疹是发生在尿布覆盖区域的疹状皮炎，主要原因是尿液及粪便长时间摩擦浸润所致，通常发生在臀部、生殖器或大腿皮肤皱褶处。由于这些部位表面与尿布直接接触，潮湿使皮肤擦伤，若长时间不更换尿布，尿布中的尿液或粪便会分解，进一步损伤皮肤，也容易导致霉菌感染。

宝宝大便后，建议用温水洗净屁股，蘸干而不要擦拭，让部位自然干。尿布应往外折，避免摩擦脐带，注意松紧是否适宜，松紧约一指宽，防漏折边应拉好，出生第5天后宝宝一天更换次数可超过6片。宝宝屁股如果出现泛红、长水疱或流血，请务必带宝宝就诊。为了减少尿布疹的发生，照顾人员应注意：

- 定时检查尿布，避免宝宝肌肤长时间浸润在潮湿的环境下。
- 排便后尽快更换尿布，并用清水清洗臀部，保持干燥后再穿上尿布，切勿使用爽身粉涂抹，这样反而会增加皮肤刺激。

- 尽可能使臀部与空气接触，保持干净、干燥。
- 病情严重或有霉菌感染时，应请医师开药涂擦患部。

② 汗疹：婴儿汗腺不发达，在两颊、额头、腋下、颈部、胸前或其他身体皱褶处出现红色突起的小疹子，有些是透明的小疹子，会有黄脓疱样，天气热或穿太多时会更明显。在两三个月内常反复出现，只要环境凉爽、通风或给宝宝吹吹冷气，就可以改善。

③ 脂溢性皮炎：脂溢性皮炎经常发生于宝宝出生后4个月以内，虽然发生原因不是非常确切，但通常会认为与新生儿的皮脂腺分泌旺盛、母亲激素的影响、个人体质与免疫反应及皮屑芽孢菌交互作用有关。症状轻者，在头皮、腋下、腹股沟、脸部、颈部、前胸等区域会堆积油性黄包皮屑或红疹，严重者则会延至四肢与躯干部位。最容易堆积皮屑的部位为头部，宝宝的头皮通常会布满黄棕色皮屑；脸部及身体会有红疹及脱屑，股沟也会出现红疹。宝宝在6~8个月大，新陈代谢、皮肤适应状况都逐渐变好之后，症状就会慢慢消失。

症状轻微者，可以不用药，为宝宝洗头时，应选择成分温和的洗发用品。若头部已长出一层厚厚的痂皮，可拿纱布滴上橄榄油，敷在宝宝的头皮处，30分钟后用温水轻轻冲洗，再洗去这些皮屑。其他身体部位的皮疹，只要在宝宝洗完澡后涂抹一层薄薄的乳液保养即可。如果红疹面积分布较大，可请皮肤科医师给予适当的药物控制。

宝宝最佳的洗澡温度为36~38℃，切记不可过度清洁，以免为肌肤带来更大负担；洗澡后一定要帮宝宝擦干身体，尤其是股沟及腋下等较为潮湿的部位。平时尽量让宝宝穿着透气的棉质衣物，避免衣服摩擦患部，加重宝宝的不适。

④ 毒性红斑：毒性红斑的特征是皮肤上有不规则、红红的斑块，中央有大小1~2毫米、黄黄的小水疱。宝宝出生后两三天较明显，大部分出现在胸部、腹部，少部分出现在脸上或四肢。哭闹或洗澡后因体温升高，可能会更为明显，通常可在1周后消失，也可能持续3周之久，通常手掌、脚掌不会受到侵犯。

⑤ 异位性皮炎：6个月以下的宝宝以慢性及强烈的瘙痒、皮肤干燥、炎性病变及易受金黄色葡萄球菌感染等发病，之后症状反复变化，时好时坏。宝宝有疾病家族史，建议尽量母乳喂养或可考虑给宝宝吃水解配方奶粉，以减少过敏原。大部分到6岁左右会自行好转，但有的患儿会持续下去。

典型的异位性皮炎一开始会先从脸颊、下巴、耳前、发际等位置出现红红的斑块，伴随些许渗出液，接着皮肤变得粗糙、脱屑，慢慢地连颈部、胸前、肘膝踝关节也会有红红的发炎及粗粗的皮屑，严重时宝宝手肘弯曲的内侧、膝盖后方、小腿、手臂摸起来都会粗粗干干的，常因无法忍受痒感而忍不住搔抓患部，造成破皮流血、细菌感染。

异位性皮炎是皮肤的过敏反应，应重点做好保湿工作。如果宝宝做好保湿后状况还是很严重，持续破皮、渗出组织液，就要用药物来治疗。

❻ 粟粒疹： 新生儿在脸部、鼻头、脸蛋上出现一些凸起于皮肤表面的小粒，有针头大小、白点状的小丘疹，丘疹内含表皮角化物质，是因为皮脂腺发育不全，皮肤分泌物不能排出皮肤表面，堆积在里面了，形成这种白色粟粒状的皮疹，多在1周左右消失，无须治疗。

❼ 皮肤胎记： 皮肤胎记一般在出生时或出生后数周内被发现。胎记是皮肤内某一群正常细胞的过度增生，外观上大致分为黑色、蓝色或红色。黑色或蓝灰色胎记常为黑色素增生造成，统称为黑色胎记；红色胎记（依深浅不同，可能为紫红色至粉红色）则为血管异常增生或血管腔扩张所致。

不同类型胎记的发生率各不相同，以蒙古斑为例，亚洲人有高达80%～90%的比例在出生时都曾有过蒙古斑，幸而蒙古斑很少会长在明显部位，通常以臀部、下背部居多，颜色随着孩子长大逐渐消退，无须特别治疗。

血管型的胎记（如血管瘤）发生概率比较小，只占1%～2%，约一半的血管瘤发生在头部、脸部或颈部，容易造成外观上的困扰。血管瘤生长的初期通常会看到一些血管丝，后期逐渐突起，并且越长越大。血管瘤长在眼睛周围、鼻腔里面、口腔里面或耳道里，范围很大而容易出血时，应考虑积极治疗。近年来由于美容医学的发展，选择性破坏皮肤内特定组织的激光进展相当快，已有许多针对血管、黑色素细胞的激光治疗等来消除皮肤胎记。

皮肤胎记恶性变的不多，但如果出现以下情况，建议早期干预处理。

- 妨碍生理功能的胎记
  这是最危险、也最需要做立即处理的胎记，举例来说，有些血管瘤会长在宝宝的眼睛、鼻子或嘴巴上，若不尽快处理，短期内会造成宝宝视觉、呼吸和吸吮功能障碍，时间长了还会影响发育，对宝宝产生永久性的危害。
- 重大疾病征兆的胎记
  有黑色或棕黑色胎记符合"短时间内快速增大，或面积巨大（超过20厘米），或颜色不均匀加上边缘不规则"其中任一条，就必须尽快就医。

- 严重妨碍美观的胎记

  长在脸部的葡萄酒色斑血管瘤等，不会自己消失，且严重妨碍美观，为了宝宝长大后的心理健全及人际关系的正常发展，也应与医师仔细商讨适合的治疗方式。

3）新生儿黄疸　大部分宝宝的黄疸都是生理性黄疸，主因是新生儿生成胆红素的速度是大人的2～3倍，肝脏功能却不够成熟，因此胆红素大量累积，出现黄疸症状。出生后2～3天起，会有皮肤、眼白泛黄的情形，脸部、前胸较明显，但是手心、脚心较不黄，到第4～6天最明显，1～2周后消退，早产儿则是在第3周左右消退。

如果宝宝出生后24小时之内就出现黄疸、呕吐、无精打采、腹泻、发热、小便变浓茶色、大便颜色变白等情形，就属于病理性黄疸的范畴，最好马上就医。

可以将宝宝放在光线充足的地方（日光灯或室外光线，不要在黄光或阴暗处），用手指按压宝宝的皮肤后，看看皮肤是否有黄黄的情形，也可以注意眼白或额头皮肤是否有同样情况。如果只有脸部泛黄，表示症状不严重；但如果泛黄情形延至腹部或腹部以下时，则表示黄疸可能已经到达需要照光治疗的程度了，必须到医院详细检查。

宝宝出黄疸，不要贸然将其放在太阳或一般日光灯底下长期曝晒，以免晒伤。可以增加婴儿的喂食量，促进胆红素经由大便排出。

4）发热　宝宝测量肛温超过38℃，耳温超过37.8℃或腋温超过37.2℃就是发热，主要为产热过多或身体无法散热，或二者同时存在。感染也是引起发热的主要原因。一般发热对脑部通常不会有任何损伤，有3%～5%的宝宝会因发热出现痉挛，但预后都很好，很少有后遗症，除非温度超过41.7℃时，才会对脑部产生不良影响。

宝宝的体温调节能力比较差，如果发热时温度在38.5℃以下，第一个要考虑是否穿太多或是包太多，或是室温太高。如果宝宝没有畏寒发抖的现象，可先去除多余的衣物，开空调，以帮助散热降温。30分钟后再量一次体温，如果宝宝体温还是降不下来，就要进一步寻找发热原因了。

发热也可能是宝宝身体正在对抗感染，新生儿各器官还未发育成熟，很容易受到病菌的侵犯，或被侵犯后病菌容易扩散至其他重要器官，必须尽快就医。

当宝宝发热超过38.5℃且有不舒服的感觉，或者体温超过39℃就可以使用退热药物。若患儿有高热惊厥史，则可以在发热初期，体温尚未超过38.5℃之前使用退热药。一般药物使用后约30分钟即可产生效果，当有下列情形的发热，需立刻送医：

- 小于2个月以下的婴儿。
- 发热超过40.5℃以上。

- 伴随有无法安抚的哭闹不安时。
- 嗜睡、神志不清且伴有抽搐。
- 病童有颈部僵硬。
- 身体皮肤同时出现紫斑。
- 呼吸困难、发绀。
- 精神不佳，活动力差。

5）溢奶、吐奶及呛奶　喝配方奶或是瓶喂母乳的宝宝应选择大小合适的奶嘴孔，若是奶嘴孔太大，宝宝吸一口就有太多奶挤出，来不及吞咽而从嘴角溢出；如果奶嘴孔太小，宝宝要拼命用力吸，容易吸入过多空气，引发呛奶或溢奶。因此，选择适合的奶嘴很必要。以下分别说说溢奶、吐奶及呛奶的处理原则。

❶ 溢奶：宝宝喝的奶水从嘴角溢出来，大多数新生儿都会有这样的现象。由于宝宝生理性食管下括约肌闭锁不全，使得食物容易从胃逆流而上。喂奶后拍背5～8分钟帮助排气，不要让婴儿太快躺下，保持直立姿势至少30分钟，以减少后续吐奶或呛奶发生。随着添加辅食，食物变得黏稠后，溢奶现象就会减少。

❷ 吐奶：吐奶和溢奶不同，吐奶是宝宝将喝下的大部分奶水急速从嘴里涌出，也是正常现象，与婴儿消化道生理特点有关。婴儿的胃容量小，喝太快、太多，或没有间隔休息、奶嘴孔太小而吸入大量空气，喂奶后摇晃宝宝，奶水容易反流引起呕吐。若吐奶时奶液里带有红或绿色、吐奶频繁、一喝完奶立即吐奶、吐奶呈现喷射式，应请医师诊治。

为了减少吐奶，可以喝到一半分量时，先稍微暂停喂食，并拍出奶嗝让奶确实进入胃部后，再继续喂奶。每次喂完奶务必将婴儿抱起扶着下巴，轻拍背帮助排气，可将宝宝头部抬高约30度或直立姿势至少15分钟。

❸ 呛奶：当宝宝喝奶时，只要吞咽不协调或速度太快，口水或奶水跑进气管，让宝宝感觉有异物在气管内，就会想要通过咳嗽将异物咳出来，这是自然反射动作，以避免异物进入肺部，造成吸入性肺炎。

宝宝感冒鼻塞时较容易呛奶，因为鼻塞喝奶时无法以鼻子呼吸，用嘴巴边呼吸边喝奶的结果就是容易呛到奶。妈妈平躺喂母乳，如果奶水很多、流速很快，宝宝来不及吞咽也容易造成呛奶。妈妈可用手指掐住乳晕周围，减慢乳汁的流速，或将前面的奶水先挤出些，再让宝宝吃。若宝宝呛奶，应避免继续哺喂，并轻轻拍打其背部，观察宝宝的呼吸，若有哽塞现象，马上把宝宝侧过身或面向下轻拍后背，让鼻咽部的奶水排出，以防宝宝窒息。

6）肠绞痛　肠绞痛多发生于4周到6个月的宝宝。其原因可能是肠道神经发育未成熟，肠胃不适（过饱、肠胀气、肠痉挛、牛奶蛋白过敏、乳糖不耐受、吞咽过多空气等）或情绪问题都会造成宝宝肠绞痛。绞痛时宝宝会哭嚎、阵阵尖叫，常是阵发性，痛几分钟自己就好了，却又突然再痛起来。哭闹时面部潮红，口周苍白，双手握拳，腹胀发硬，放屁困难，四肢屈曲，双足发凉，抱哄喂奶都不能缓解，哭闹持续10分钟到几小时。儿科专家将肠绞痛定义为：健康宝宝每天哭闹至少3小时，每周哭闹至少3天，上述情况持续发作超过3周，并且排除其他身体疾病。如果宝宝腹痛同时伴有发热、腹胀、呕吐、血便，需紧急就医。

宝宝肠绞痛处理方法包括：

❶ 改变抱姿：把宝宝直立起来趴在父母肩膀上，屈曲宝宝双脚，给宝宝的肚子一个压迫，可以让部分宝宝肠绞痛的症状得到缓解。

❷ 按摩：把宝宝横放在膝盖上，按顺时针方向进行腹部按摩，用温毛巾热敷腹部等可促进肠道排气。

❸ 换奶粉：过敏体质的宝宝，如果对牛奶蛋白过敏，建议使用水解配方奶粉。

7）新生儿安抚方法　宝宝啼哭最主要的原因可能是饿了，其次是尿湿了、疼痛（腹胀或皮肤痒痛）、感觉太冷或太热、卧室太亮或太吵、受到惊扰、需要人安抚，如果排除了各种原因之后，宝宝依然不停哭闹的话，可用下面四种方法来安抚宝宝：

❶ 包裹宝宝：宝宝出生后神经系统发育不完善，特别是神经髓鞘尚未形成。包裹宝宝，能够减少他由于刺激带来的反应。另外，包裹模拟了宝宝在子宫内一直被紧紧裹着的状态，对宝宝有安抚作用。

❷ 改变姿势：改变抱宝宝的姿势，例如飞机抱是指让宝宝趴在手臂上，有利于宝宝排除胃里面的空气，一般用来缓解婴儿肠绞痛。另外，维持宝宝侧躺，但需要有照顾者在身边，防止宝宝睡着后翻为俯卧，增加新生儿猝死的风险。

❸ 轻柔摇晃：摇晃宝宝能很好地安抚他们，不过要注意给宝宝的头部和颈部以支撑，并且摇晃的动作一定要轻柔。

❹ 吮吸缓解：宝宝哭闹的时候可以给宝宝喂奶，或是使用安抚奶嘴。因为吮吸不仅可以缓解宝宝的饥饿感，还可以激活大脑深处的镇静神经，让宝宝快速安静、放松下来。

（文字/叶丽娟）

2 宝宝喂养的方式方法

哺喂新生儿前，妈妈及主要照顾者要先用肥皂将双手清洗干净，选择舒适的哺喂姿势。因为阴道生产的会阴伤口或剖宫产的腹部伤口、子宫收缩痛，或其他生理不适，或是新妈妈的紧张及焦虑，都可能会让新妈妈在哺喂时肌肉紧绷、身体前倾、两侧肩膀僵硬耸起。妈妈采取坐姿喂奶，背部需要支撑。可以小巧柔软的枕头或是小毯子支撑妈妈的背部，同时要注意颈部，因坐姿哺喂时，妈妈经常需要低头观察宝宝，以致颈部僵硬酸痛。座椅不要太高，以妈妈双脚能够平放于地面为原则，必要时在脚下垫一小椅子，使膝关节微高于髋关节，形成一安全区域，让妈妈不会担心宝宝掉落，且可有效协助支撑宝宝重量，减轻妈妈的负担。哺喂时选择有扶手的座椅，可帮助稳定支持宝宝身体以及支撑妈妈的双臂，不致妈妈太过劳累。坐姿喂奶有三种哺喂方式：摇篮式、修正后摇篮式和橄榄球式，另外，也针对侧卧哺喂做说明。

（1）哺喂方式

1）摇篮式　最常见的哺喂姿势，适用于健康足月的宝宝。以舒适的姿势坐在椅子上，使宝宝的头躺在妈妈手臂上，以妈妈的前臂支撑宝宝的身体，让宝宝的肚子紧贴着妈妈的腹部。将宝宝下方的手经由妈妈腋下绕到妈妈的背后，一只手放在妈妈的胸前。

2）修正后摇篮式　适用于刚出生的宝宝、生病或非常小的宝宝。此抱法，妈妈可以清楚观察到宝宝的含乳状况。妈妈先舒适地坐在椅子上，在大腿上垫枕头，以使宝宝与妈妈乳房同高，减少妈妈弯腰导致腰部、肩颈酸痛。将宝宝置于枕头上，侧卧使整个身体面向妈妈并保持水平。若欲以右侧乳房哺喂，则以妈妈的左手轻轻支撑宝宝的后颈，左大拇指靠近宝宝右耳，另外四指靠近宝宝左耳。必要时，可以空着的右手支托右侧乳房。可在妈妈背后、手肘下、大腿和宝宝之间及腰间使用适当的枕头支托，减少背部及手臂的紧张和疲累。

3）橄榄球式　适用于乳房较大、乳腺管阻塞或是剖宫产的妈妈，或新生儿体形小、早产儿、双胞胎、宝宝含乳有问题者。妈妈坐在椅子上或床边，哺喂侧的手臂下放一个枕头把宝宝垫高，使宝宝口部与乳房同高。将妈妈的手臂环绕在宝宝的身体下方，手掌及腕部轻托住宝宝的头及肩部上方。以整个手臂支撑宝宝的身体，或是以手臂及手肘轻轻地把宝宝夹在腋下，使宝宝的脚在妈妈的腰际或背后，另一手以C形握乳，当宝宝张口时，将宝宝的头推近妈妈的乳房。

4）侧卧哺喂　妈妈头颈部、腰背部及两腿间皆须塞紧枕头，以达支撑之效。妈妈及宝宝皆侧卧，与宝宝面对面，宝宝腹部贴紧妈妈的腹部。宝宝的头部靠近妈妈的乳房，妈妈以对侧的手来支托宝宝的头部与背部，视情形以毯子或小枕头辅助。当宝宝张口时，使宝宝靠近乳头，可微抬宝宝下巴，以方便吸奶。

（2）正确哺喂母乳的方法

妈妈哺喂宝宝母乳前要用肥皂将双手洗净并擦干，无须刻意清洁乳房，避免过度清洁而将保护乳晕和乳头的油脂洗掉。平均每2小时需喂食一次，一天喂8～12次，视宝宝需要调整间隔时间。初乳的分泌量不多但是营养丰富，喂奶时观察新生儿有强、深而慢的吸吮，可听到新生儿的吞咽声，表示新生儿进行有效吸吮。

当宝宝出现频繁的吸吮动作、吸手指，或主动寻乳动作（头转来转去或蠕动、张嘴、舌头往下前方靠近乳房），是最佳喂奶时机。让宝宝面对着妈妈，腹部与妈妈的腹部紧贴，头与双肩朝向乳房，头与身体呈一直线。最好让宝宝正确含住乳头，让宝宝的上唇对准乳头，嘴巴张大完全包住乳晕，下唇外翻，下巴接触到乳房，避免堵住宝宝鼻孔。妈妈的手呈"C"形支撑乳房，大拇指在上，其余手指在下，勿触碰乳晕。

妈妈托着宝宝的头、肩膀、臀部及大腿，可善用哺乳枕等辅助用具，以减轻负担。当奶水开始流出，宝宝吸到奶水时，吸吮的动作会变慢（约1次/秒）。尽可能一侧乳房持续吸吮15分钟以上。吃饱后宝宝会全身放松，自己会松口放开乳头，安详、舒服地睡着。两侧乳房交替哺喂，喂完后乳房会变得柔软。针对初次亲喂的妈妈，可执行下列两项动作，以提升亲喂成功率。

1）按摩乳腺管　妈妈亲喂前按摩乳腺管前端，即靠近乳晕边缘深处的乳腺管，促使乳汁流出顺畅。按摩时以食指或配合中指，按摩乳晕周围一圈，每处按揉5次以上。若按揉后乳汁流出，则将乳汁涂抹于乳晕、乳头，尤其初乳中含抗体IgA，具有保护乳头的功能，并可刺激宝宝嗅觉。此步骤对于乳汁分泌与排出尚未顺畅的妈妈很重要，可避免因乳腺管前端堵塞而影响泌乳或产生硬块。若乳汁排出已顺畅，即无须进行此步骤。

2）训练乳头延展性　对于初次哺喂母乳的妈妈，即使宝宝正确含乳，有时也会造成乳头破裂；亲喂过程中也常因乳头延展性不佳，导致宝宝无法持续吸吮，而增加妈妈的挫败感。建议产后前3天，进行乳头延展性的训练。训练时分别以双手大拇指及食指拉住双侧乳头，往外拉扯5下，左右旋转5下；若妈妈乳头短小或扁平，宝宝吸吮时不易含住，可多牵拉乳头加以改善。若喂奶3～7天乳头延展性渐佳，就不用进行此步骤。成功母乳哺喂方式的评估见表1。

表1　成功母乳哺喂方式的评估

妈妈方面	宝宝方面
喂奶期间呈现舒适的姿势 用C形握法支托乳房 喂食前乳房充盈 出现排乳反射或能自行挤乳 能辨识早期饥饿的线索 可识别出婴儿的吞咽 乳头无酸痛情形 移出乳头前先中断宝宝的吸吮 对哺乳过程感到满意	哺乳姿势呈现适当的轴线且含住及吸压乳晕 正确吸吮与舌头的放置 能听到吞咽声 每天喂奶8～12次 每天有适当的排尿量：出生5天以后，每天尿湿6～8片尿布（尿量约45毫升/次），出生6周以上，每天有4～5块湿透的尿布（尿量约100毫升/次）；颜色为清澈淡黄色 排便形态：出生4天以上，每天至少有3～5次的黄色软便。出生1个月后，大便次数可能会减少 体重适当增加 喂奶后婴儿感到满足

（3）哺喂母乳的注意事项

鼓励妈妈早期哺喂，新生儿出生后30分钟内吸吮反射最强，若于此时开始尝试亲喂，可有效促进亲子依恋关系，增进妈妈对母乳喂养的信心及意愿，亦可尽早刺激泌乳反射，增加乳汁分泌量。

1）哺喂时若只喂一侧乳房，下次则由另一侧开始喂食：不论喂乳时间长短，都应帮宝宝拍背排气，30分钟后再将宝宝放入宝宝床，可将宝宝床头部抬高或采取右侧卧姿势（背部以垫被支撑），以防止宝宝吐奶及呛奶。

2）观察宝宝饥饿征象，舌头伸出、舔嘴，主动寻乳反应，扭动身体，握拳，用力吸吮及哭闹等。前两项为早期饥饿征象，适合哺喂，若等到用力吸吮及哭闹阶段才喂奶，宝宝会因为哭泣吸入过多空气，影响吞咽，导致溢奶，或出现含乳不正确，导致妈妈乳头疼痛或破裂。

3）喂食后，若妈妈乳房仍有非常不舒服的涨奶现象，可以用手挤乳或以吸奶器将乳汁排出，以缓解涨奶不适。

4）若不是以亲喂的方式哺乳，建议改以空针或杯喂方式哺喂。以空针哺喂时，应注意宝宝是否有吸吮动作，杯喂的宝宝虽然嘴巴不会张大，且无吸吮动作，但会有吞咽动作。

5）妈妈如果无法亲喂，可以定时将母乳挤出，让其他人协助喂奶。若是经冷冻或冷藏的母乳，则要用60℃以下的温水隔水加热，以流动温水最适宜，温度不宜超过60℃，勿用微波炉及直接在火上加热，以免高温将营养成分破坏，喂食前略微摇晃，使脂肪混合均匀。

（4）母乳哺喂的缺点

母乳内所含维生素D、维生素K、铁等较少，若妈妈未食用足量的水果，维生素C的含量也会不足。建议纯母乳或混合喂养的新生儿，每天给予400IU口服维生素D。

妈妈进食致敏性食物后，宝宝可能出现过敏现象，尤其是妈妈是过敏体质时，要小心带壳海鲜的摄取，注意宝宝是否有过敏现象发生。此外，含有咖啡因、高浓度酒精、刺激性食物皆须谨慎食用。

（5）母乳哺喂的禁忌

1）妈妈患有严重的心脏病、肾脏病、癫痫、贫血、营养不良，或尚未接受治疗且仍具传染力的结核病、乙肝阳性。

2）妈妈使用抗癌药、放疗、锂盐或免疫抑制剂等药物。

3）妈妈若滥用会成瘾的药物、毒品，如海洛因、大麻、迷幻药等，将视滥用程度及是否接受治疗决定能否继续哺喂母乳。妈妈精神异常，可能危害宝宝安全。

4）吸奶能力较差的早产儿，或有先天性缺陷，如唇裂、腭裂等，因吸吮力量不足，亲喂有困难时，需挤出母乳后用专用奶瓶喂食。

5）宝宝筛检有新生儿代谢异常，如半乳糖血症、苯丙酮尿症、氨基酸代谢异常宝宝，需要摄取特殊配方奶，不宜哺喂母乳。

（6）婴儿配方奶哺喂的方法

宝宝若无法完全以母乳哺喂，则需用人工哺喂宝宝配方奶。哺喂宝宝配方奶时要注意以下几点：

1）冲泡配方奶前，要先用肥皂洗净双手并擦干。

2）奶嘴及奶瓶提前消毒或洗净晾干，以免细菌滋生。

3）开水凉至60℃以下再冲泡奶粉，调整所需水量及温度（可以用前臂内侧测温度），以不烫为宜。

4）先倒水，再加奶粉混匀。

5）喂奶时，先将奶瓶斜拿，使奶嘴中充满奶液，以避免宝宝吸入过多空气。

6）喂奶后帮宝宝拍嗝排气，以直立式最佳，可增加亲子接触机会。若宝宝仍未打嗝，可让宝宝向右侧卧或头部抬高，或是抱着宝宝，让其靠在肩上维持直立的姿势，可以避免在平躺时突然打嗝而溢奶，也可以避免因吐奶而呛到，造成吸入性肺炎。

7）没吃完剩下的配方奶要倒掉，尽快清洗奶瓶、奶嘴，以免配方奶凝结在瓶身上。可以用奶瓶刷伸进奶瓶，把各个角落清洗干净，特别要注意瓶颈和螺旋处。清洁奶嘴的时候应该把奶嘴翻过来，再用奶嘴刷清洗。清洗干净奶瓶及奶嘴后，放置于奶瓶架上晾干，并定期使用消毒锅进行消毒。

（文字/叶丽娟）

3 母婴交流的重要性和方法技巧

恭喜你，成为了一名妈妈！作为新手妈妈，看到你的小宝宝心情是不是特别复杂？在惊叹生命奇迹的同时又非常担心，对宝宝的一切既好奇又陌生，而宝宝的每一个动作每一个表情都牵动着妈妈的心？好想知道宝宝每一个动作、每一次哭声是为什么？其实，宝宝可能有跟你一样的担心：我不会说话，饿了怎么告诉妈妈呢？便便了会不会也没有人知道呢？肚子不舒服怎么告诉妈妈呢？都别着急，妈妈和宝宝都渴望能够理解彼此，这时候母婴之间的亲子关系还不能用语言表达的，只要妈妈愿意，有足够细心和耐心，妈妈与宝宝之间会建立一种独特的双向交流关系。

首先，我们必须承认，跟你、我、他一样，宝宝是一个完整的人！"麻雀虽小，但五脏俱全"，宝宝在我们的帮助下早晚会成为一个跟我们一样且比我们更有行为能力的人。所以妈妈需要提供一个以宝宝为中心，有语言、游戏、图书、音乐、玩具的充满爱的环境和氛围，这样不仅可以帮助妈妈与宝宝交流、互动，还能促进宝宝大脑发育和认知功能发展。

交流是一个信息互换的过程。新生宝宝虽然不会说话，但是会通过哭、笑、发出声音、身体动作表达本能需要，表达对妈妈的爱和绝对的信任，随着年龄增加，接受刺激增加，大脑发育成熟，交流方式也会逐渐成熟和有效。作为妈妈，一方面要仔细观察宝宝的各种动作，更重要的是对宝宝的各种表现要及时做出反应，给宝宝健康成长提供必要的支持和指导，帮助宝宝建立自信以及自尊，帮助宝宝获得技能，让宝宝感受到来自妈妈的爱、鼓励和快乐。

（1）母婴交流技巧

大多数新手妈妈都是"无证上岗"，没有经过任何培训和考试，不过不要紧，母婴交流技术跟其他所有技能一样，都是可以学习和掌握的。以下是关于母婴交流技巧的建议。

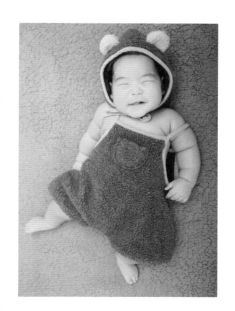

1）每个宝宝都与众不同　相信宝宝都是独特的，性格、表达方式、语言、体格等都是不同的，妈妈要承认这种必然的差异，深入了解宝宝的特点、需求，给予指导和支持。

2）父母"岗前培训"　对于新手妈妈来说，母亲这个"职业"所具备的知识可能来自家庭成员、长辈、朋友以及邻居，但是，在计划要宝宝的时候，妈妈（包括爸爸）就需要接受相关知识的培训。虽然学到的知识有可能并不完全适合宝宝，但是学习得越多，越能判断什么是最适合自己的宝宝的。

3）尽量多和宝宝交流　尽管妈妈也很忙，只要你愿意，一定可以安排时间跟宝宝在一起，通过拥抱、亲吻、对视、倾听等方式跟宝宝交流和表达爱，让宝宝体会到跟妈妈在一起的放松、愉悦、安全和充满爱的气氛。

妈妈是宝宝最亲近最依赖的人，妈妈在宝宝心中的地位常常超出妈妈的想象，如何跟宝宝交流是每一位妈妈必须掌握的技术。

（2）宝宝与妈妈的交流方式

1）哭是宝宝天生的交流方式　在宫内，宝宝的肺是没有气体交换功能的，宝宝通过脐带、胎盘进行气体交换而获得氧气，随着脐带被剪断，出生后的宝宝必须建立自己的呼吸渠道，出生后的第一次哭声是促进肺扩张，接着还能大声哭则表明肺扩张顺利，肺不能扩张的宝宝出生后是不能大声哭的，只能呻吟。所以宝宝出生时的呻吟是一种非常危险的信号，而听到宝宝哭声响亮，医生护士都会感到非常欣慰。

哭是宝宝的本能，也是宝宝与他人沟通的主要方式。虽然偶尔嘴角"挤"点笑容，那只是面部肌肉动作让宝宝表情看起来像笑，不是宝宝的"本意"，不是有意识的。

出生后1～2周内的宝宝不太爱哭，似乎整个人还没有完全从宫内"切换"到宫外，一般来说是吃饱了睡，睡醒了吃，除非没有吃饱或者不舒服，比如太热。多数宝宝从出生后第2周哭闹开始增多，第1～2个月达到高峰，之后哭闹减少，每个宝宝哭闹程度和哭闹持续时间个体差异很大，有的爱哭，似乎"不好养"，有的不那么爱哭，"好养"。哭，是宝宝这个阶段的"语言"，宝宝用哭声表达很多种信号。

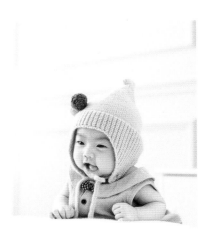

❶ 肚子饿了：其实宝宝并不是那么不讲道理，不是肚子一饿就开始哭，只是之前的信号没有被妈妈觉察到：刚有饥饿感时宝宝会扭动身体或转头，也会用嘴试图找到周围可以吸吮的任何东西。如果这些饥饿信号没有被妈妈及时捕捉到，饥饿感超过宝宝忍耐限度时，宝宝就会开始哭。

❷ 没吃饱：如果哭闹太厉害，睡觉不安稳，需要警惕是不是没有吃饱，尤其是纯母乳喂养的新生儿。比如宝宝每次吃不了多长时间奶就睡了，睡不了多长时间又醒了，醒了又要吃，但是吃不了多长时间又睡了，这种情况一定要注意是不是没有吃饱。

❸ 想尿尿或大便：尿尿或大便前总有些不舒服，或者已经尿了或拉了，外阴部位不舒服。或者宝宝本来就存在尿布疹，大小便刺激会很灼痛。

❹ 想放屁：放屁前肠道蠕动会让人不太舒服，所以哭阈值低的宝宝放个屁都要哭。

❺ 有点热或有点冷：很多时候宝宝会被穿得偏多，皮肤出汗会导致宝宝屏障功能差的稚嫩皮肤更容易长皮疹，让宝宝不爽。

❻ 生病了：生病总会有蛛丝马迹，注意宝宝体温、大便、有没有反复咳嗽和吐奶、精神状态等。

❼ 睡眠习惯：每次哄睡的方式，比如睡前被抱着摇、背在背上晃、抓着妈妈的耳朵、睡在爸爸软软的肚子上，甚至含着妈妈乳头入睡，这些辅助入睡的方式多数在最初实施的时候可能会干扰宝宝入睡，但是，很快宝宝就适应了，半夜醒了如果发现没有这个固定动作或姿势，就会哭闹。

❽ 被吓到了：可能被突然的声音或者落差比较大的动作吓到了。

❾ 单纯地想哭一哭：有时候宝宝的哭声并不一定有什么具体含义，就是单纯想哭，像大人随时想唱一唱那样，只要孩子没有疾病、受伤或者其他异常，没有必要马上采取安抚行为，也可能安抚不了，所以不必因为宝宝哭了没有采取行动而自责。

宝宝哭泣常常是有目的的，妈妈跟宝宝相处时间越长，越能发现宝宝哭的原因，就越知道宝宝什么时候需要抱抱，什么时候需要吃，什么时候想睡觉，什么时候只是单纯想哭。

宝宝哭的时候怎么办？

● 先冷静观察宝宝的精神、脸色，有没有伴随症状，比如发热、呕吐、腹泻、皮疹等，最近有没有接种疫苗，注射部位有没有红肿。如有异常表现，或哭闹持续时间太长，或者没有把握，就需要去看医生。

● 哭闹时可以适当安抚，先观察再根据情况采取适当的行动给予延迟安抚。

● 避免宝宝一哭妈妈就表现得万分紧张，宝宝会在这种"互动"过程中很快意识到"一哭二闹三打滚"是一种引起大人注意的好办法。

不会说话的宝宝只能用哭来跟他人交流，细心的妈妈慢慢就会发现宝宝哭的意义，不要那么急于采取行动去制止宝宝哭。宝宝哭闹时注意观察，如果每次哭闹都有收获的话，聪明的宝宝可能会用哭来试探妈妈的底线，看看自己的哭闹声能不能达到所有有理无理的要求。

2）笑是宝宝与人交流的第二种语言　妈妈可能看到过宝宝出生后几天的微笑，那不是真的微笑，真正的微笑大概出现在宝宝第1个月底或者第2个月，当宝宝睡醒后第一次对着妈妈咧开嘴笑时，妈妈的心会被宝宝第一次微笑融化。如果宝宝发现微笑也能够引起妈妈的

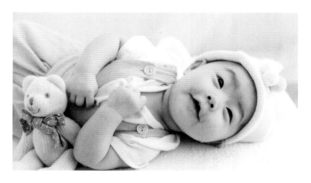

微笑、拥抱和关注，这可以让宝宝知道妈妈对他的爱。这种互动更加拉近了妈妈跟宝宝之间的感情和距离，母婴之间的这种新的交流方式是母婴关系中的一个重要转折点。

宝宝的微笑代表开心、满足、无忧无虑，以后的微笑会逐渐发展为更高级的含义，比如幸福、有趣等。微笑是最容易理解的情感沟通方式，不分年龄、性别、文化、种族。只要宝宝喜欢，就多逗逗宝宝，享受这个单纯的"一逗就笑"的时期吧！

3）发出声音是宝宝的"高级语言"　渐渐地，宝宝会发出除了哭声以外的声音，比如"啊""哦"，这是宝宝语言发育的开始阶段。多跟宝宝交流说话，虽然听不懂宝宝说什么，宝宝也听不懂我们说的话，但只要宝宝还想说，就一定期待有回应，我们的回应就是对宝宝的鼓励。

（文字/余涛）

4 宝宝喂养常见问题及处理

宝宝出生后的第一年将迎来人生第一个快速生长时期，尤其是前3个月，为了达到满意的生长，选择合适的喂养方式是妈妈要考虑的首要问题。新手妈妈在喂养上有非常多的困惑，比如：给宝宝吃什么好，母乳还是配方奶？怎么知道宝宝是不是饿了，是不是吃饱了？宝宝吐奶了怎么办？母乳不足怎么办？本节内容基本能够解决这些困扰。

（1）早起的鸟儿有虫吃，早吸吮的宝宝有奶吃

无论妈妈是否打算母乳喂养，宝宝出生后妈妈的乳房就做好分泌乳汁的准备。所以，只要条件允许，如果宝宝和妈妈都不需要医学治疗，即没有母乳喂养禁忌，就让宝宝尽早吸吮妈妈乳头，宝宝的吸吮将刺激妈妈乳头感觉神经末梢，促使垂体分泌催乳素及催产素，帮助妈妈尽早建立泌乳反射和排乳反射，促进乳房分泌更多乳汁，促进母子情感交流，加快妈妈子宫的收缩和复原。

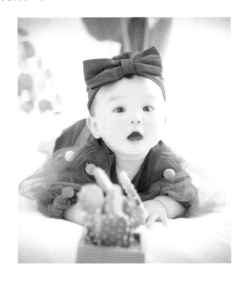

这个时候妈妈可能还没有开始分泌乳汁或分泌得很少，但实际上，如果此时奶太多，宝宝还没有尝过"人间美味"的消化道可能也适应不了，所以妈妈分娩后母乳逐渐增多，从某种程度也是为了适应宝宝消化系统发育。虽然这个时候每次奶量非常少，但这是初乳，含有宝宝抵抗病原体的免疫球蛋白，可以增强宝宝抵抗力，同时早吸吮也可以促进母乳喂养的成功。

专家权威解释 | 宝宝的胃到底有多大

跟宝宝还在"磨合期"且又有着"玻璃心"的妈妈是不是既担心宝宝没有吃够，又怕宝宝吃得太撑？那新生宝宝的胃有多大？能装多少奶呢？

新生宝宝的胃可能只有一个樱桃大小，容量5～7毫升，不过胃是个"囊袋"，韧性和扩张性都比较好，所以一次也不一定只能吃5～7毫升，可能会多点，也可能会少点。随着宝宝一天天长大，胃也越来越大，到满月时每次就能装100毫升左右！每餐吃得越多，胃的容积就相应会越来越大。所以有些小宝宝从小就没怎么吃饱，胃没有被撑大，胃口自然就不好了。

吸吮是宝宝天生就具备的能力，只要给宝宝机会，宝宝就能将这种能力发挥到极致！所以，正常的宝宝出生后30分钟就要开始吸吮妈妈乳头了！

（2）母乳喂养时如何安排喂奶时间

很多妈妈会对宝宝吃奶的时间安排有困惑：几小时喂一次？每次需要喂多长时间？很多妈妈都希望医生可以提供一个"喂养计划"。其实每个宝宝都会"设计"适合自己的喂养计划，可能每次吃奶的间隔时间都不一样，每次吸吮的时间也不同。不过总体来说，随着宝宝月龄增加，胃容量扩大，每次奶量增加和妈妈泌乳量的增加，间隔时间会相应延长。只要新妈妈细心观察，每个宝宝都有自己的"作息时间"，宝宝每天需要哺乳的次数和时间，妈妈可根据自己宝宝的情况自己"设计"。

每天吃几次奶以及每次吃多少时间都不重要，重要的是宝宝生长得如何？只要长势良好，吃奶时没有坏习惯，比如把妈妈的乳头当成安抚奶嘴，就说明你和宝宝"磨合好了"。

要注意的是，如果宝宝每次吸吮时间超过30分钟，或者吸吮时间很短、很快就睡着了，但睡眠时间不足，则有可能是妈妈没有足够的乳汁，或者妈妈乳头不好吸，需要在医生指导下改变喂养策略。

（3）如何知道母乳喂养的宝宝是否吃饱了

可以根据以下几点判断母乳喂养的宝宝是否吃饱：

1）如果母乳充足乳头条件也不错（比如没有乳头凹陷），宝宝吃15～20分钟就吃饱了，有的几分钟就饱了，如果每次需要吃30分钟甚至1小时以上，要警惕母乳不足。

2）宝宝吃奶时能听到明显的吞咽声（类似"咕咚咕咚"的声音），同时妈妈有"下乳"感。

3）吃饱的宝宝会心满意足地睡2～3小时，没吃饱的宝宝会哭吵不安，吃一会儿睡一会儿，睡一会儿又哭，这样反反复复，有时妈妈会以为是宝宝睡眠存在问题，其实是没吃饱。

4）最重要的一点，就是看宝宝的体重增长速度，正常宝宝出生后因为胎便、小便排出等情况会有短暂体重下降，这叫生理性体重下降，一般出生后2周体重会恢复至出生体重，之后大约每天增重20克，只要宝宝体重稳定增长，出月子时，体重增长至少600克。

（4）宝宝为什么容易溢奶或吐奶

我们经常会看见吃奶之后宝宝会"莫名其妙"地有奶汁从嘴角流出来，这就是溢奶，其实宝宝溢奶不是莫名其妙，是有原因的。

1）宝宝的胃跟成年人不一样，呈水平位，存在于水平位"口袋"的奶汁肯定比立位口袋容易倒出来。

2）新生儿胃的入口（贲门）肌肉括约肌发育不如出口（幽门）完善，导致胃出口紧而入口松，胃内的奶汁就容易反流而溢奶。

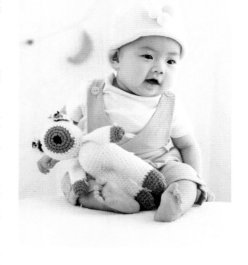

3）喂养方法不当，比如吃奶前宝宝哭得太久、妈妈乳头条件不好（乳头内陷），都会使宝宝吸入比较多的空气导致溢奶。

4）因为胃的结构特点，宝宝吃奶后体位改变过大或改变过频繁都可能引起溢奶。

溢奶的量控制不好就可能会出现吐奶，不过这也不是宝宝能控制的。吐得多的时候会"猝不及防"地从鼻腔流出来，同时出现咳嗽或者打喷嚏。宝宝溢奶或吐奶，妈妈不用紧张，让宝宝右侧卧，宝宝会通过咳嗽、喷嚏等方式把误入呼吸道的奶液排出来，如果排出不顺利也可能会吸入下呼吸道，甚至引起吸入性肺炎。反复吐奶又长得不好的宝宝，就有必要看医生了。

专家权威解释

怎么区分宝宝是生理性吐奶还是病理性吐奶

生理性吐奶指因为宝宝不成熟导致的暂时性吐奶，病理性吐奶指宝宝因为疾病因素导致的吐奶。可以按照以下几点鉴别：

- 生理性吐奶每天吐奶次数相对较少，疾病导致的吐奶每天吐奶次数多，甚至每次吃后都要吐奶。
- 生理性吐奶后宝宝能正常吃奶，多数情况下不会每次吃奶都吐。
- 生理性吐奶呕吐量不大，呕吐物基本就是奶汁，可能跟喂进去的奶汁差不多，也可能是奶花；疾病导致的吐奶可能跟吃奶无关，吐奶量比较大，呕吐物除了奶汁可能有其他颜色的东西。
- 生理性吐奶的宝宝精神状态好，哭声洪亮，生长良好；疾病导致吐奶的宝宝可能精神不好，食欲差，哭声小，生长不良。
  如果出现"不能解释"的吐奶，尽快看医生。

（5）哪些原因会导致母乳喂养的宝宝生长不良

同样是母乳喂养，喂养结局可能完全不一样，有的宝宝生长正常，有的宝宝肥胖，有的宝宝生长不良。以下原因供妈妈参考：

1）哺乳妈妈的营养　这个时期的妈妈（乳母）一个人饮食要管两个人，乳母需要的蛋白质、钙质等都比普通人高。中国营养学会推荐乳母膳食热量摄入为2300～2900千卡/天，蛋白质摄入为80克/天，钙1000毫克/天。所以乳母需要比同龄非孕、非哺乳女性更多的热量、蛋白质、钙。如果乳母长期营养摄入不合理，母乳就可能是"劣质奶"。

2）母乳量　世界卫生组织提倡纯母乳喂养至6个月，前提是母乳充足且质优，如果纯母乳喂养的宝宝睡眠差、体重增长不好，则需注意母乳量是否充足。这个时候除了加强乳母营养，注意乳头情况外，还要考虑母乳量是否充足，母乳确实不足时必须及时添加婴儿配方奶。

3）乳母乳头条件　有的妈妈乳头短小或内陷，宝宝嘴唇跟乳头衔接不好，虽然母乳充足但是宝宝吃奶费力，也吃不饱，注意训练宝宝吃奶时嘴唇含住乳房大部分乳晕，同时观察宝宝生长和睡眠情况。如果不成功，可以在医生指导下及时使用辅助设备或者用奶瓶喂妈妈的泵奶，没有必要一定追求妈妈亲自喂养而耽误了宝宝生长。

4）宝宝的问题　早产宝宝可能吸吮力不足，导致吃奶量不够而生长不良，或者宝宝患有其他疾病，需要请儿科医生做相关检查。

无论什么原因，只要宝宝生长不良都需要去看医生。

（6）什么叫混合喂养？混合喂养有哪些方法

如果母乳不充足，宝宝生长不好，就不要坚持"纯母乳喂养"了，加强新妈妈营养的同时添加配方奶。母乳不足时用配方奶补充的喂养方法叫混合喂养。混合喂养有两种方法：补授法和替代法。

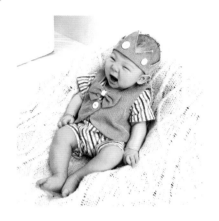

补授法是喂母乳后马上补充配方奶，让宝宝每一餐都吃得饱饱的。替代法是一顿吃母乳，一顿吃配方奶。

两种方法各有利弊，补授法可以让宝宝每一餐都吃得心满意足，宝宝吸吮妈妈乳头次数也不减少，更有助于促进妈妈分泌更多乳汁。虽然延长吸吮时间能促进乳汁分泌，但是宝宝常常吃得很累又吃不饱，长时间的"无用功"会让宝宝非常疲倦，不仅影响睡眠，也影响宝宝对吃奶的兴趣，体重自然就长不好了。

补授法时需要补充多少配方奶呢？补充的奶量不是妈妈说了算，也不是医生说了算，而是宝宝自己说了算。可根据情况摸索宝宝还需要补充的奶量，如果每次奶瓶的奶都会被宝宝"一扫而光"，那就说明补充的奶还不够，可以根据情况，每次15～30毫升地逐渐增加。

母乳是宝宝最好的食物，但是如果奶量不足，宝宝生长不好时，则应根据情况调整喂养策略。

（7）怎么选择配方奶

母乳是婴儿最好的食物，母乳不足或者因为医学指征不能母乳喂养时，要根据宝宝情况选择配方奶，要选对的，而不是"只选贵的"！

普通婴儿配方奶都以母乳为标准，目标是让其配方接近母乳，包括各种成分的含量和比例。所以，配方奶宣称的特点其实就是母乳的优点，鲜牛奶的缺点。但是不管怎样努力，配方奶也不可能跟母乳一样具有多种抵抗疾病的功能，也不能像母乳一样方便、经济与放心！

选择配方奶要考虑配方奶的性状、来源等。

1）性状 如粉末、液体，其中以粉末状居多，因为它方便保存和携带。

2）奶制品来源 有牛乳、羊乳、马乳等来源，特别强调的是，新鲜牛乳、羊乳、马乳都不适合婴儿的营养需要，能够给婴儿使用的都是参照母乳改良的配方，其中牛乳来源是最常使用的适合小宝宝的奶制品来源。

3）特殊配方 针对普通健康宝宝的婴儿配方叫普通配方，没有任何特殊情况或医学指征的都可以选择普通配方；而针对特殊宝宝，比如低出生体重儿配方、牛奶蛋白过敏配方、预防牛奶蛋白过敏配方、乳糖不耐受配方等，这些需要在医生建议下选择。

4）进口还是国产配方奶 不管进口还是国产配方奶，其配方标准是类似的，都是以母乳为参照。但不同国家有不同的标准，不同品牌配方所含热量、宏量营养素、微量营养素等可能会有些细微的差别。只要产品合格，进口和国产产品都是可以的。

专家权威解释

怎么转奶

婴儿配方奶虽然有相似的质量标准，但是不同产品配方的奶源、制作工艺、强化成分和来源等方面有一定的差异。年龄越小的宝宝，转奶就相当于尝试新的食物，需要遵循"循序渐进"的原则进行。

转奶时，可以减少原来配方（或母乳）15～30毫升，同时增加新的配方15～30毫升，新增加的配方可以与原配方混调在一起，也可以先吃原配方紧接着吃新配方，但是后者需要使用两个奶瓶，会增加污染机会，故一般更倾向于前一种方法。转奶期间要注意观察宝宝有没有消化不良表现，比如频繁呕吐、腹泻等。如果转奶期间出现消化不良，应暂停转奶，维持原来喂养模式，等肠道功能正常后再重新转奶。转奶时机选择在宝宝没有做其他治疗或饮食改变（如预防接种、添加辅食、生病等）时进行。

（8）混合喂养宝宝产生乳头错觉怎么办

母乳喂养的宝宝吃过轻松的人工乳头后就不想再吃妈妈乳头了，称为"乳头错觉"。产生乳头错觉怎么办呢？

1）不能勉强宝宝，更不能"霸王硬上弓" 宝宝是吃东西的主体，如果宝宝不愿意吃，越是勉强他越不想吃，长此以往就破坏了宝宝吃奶的兴趣，可能会真的厌奶，所以只能"顺势而为"，适当让宝宝有饥饿感，宝宝"想通了"就会吃的。

2）掌握好时机　可以在宝宝饿的时候先亲喂，不过但凡宝宝有些饱足就立马"翻脸"，需要立即换上宝宝喜欢的喂养方式。

3）妈妈要有足够耐心　乳头错觉时要特别注意避免让宝宝养成不好的喂养习惯，比如吃迷糊奶、把妈妈乳头当成安抚奶嘴等，妈妈要给时间让宝宝适应。

（9）为什么不要吃迷糊奶

"迷糊奶"是指宝宝在睡梦中或快要睡着时喂奶。迷糊奶不是宝宝主动喝奶，实际是一种吸吮反射，伴随着这个反射动作把肚子填饱了。所以，迷糊奶是"被喝"奶。迷糊奶习惯最容易在宝宝出现乳头错觉或厌奶时养成。

事实上，吃是人的本能，宝宝的食欲由宝宝自己决定，只要不是疾病状态，不吃表示宝宝不饿，这个时候我们要做的事情是等待宝宝产生饥饿感，而不是"硬塞"给宝宝吃。宝宝迷糊时候"被喝"奶，清醒的时候自然不会产生饥饿感。如果妈妈总是在宝宝迷糊时喂奶，就会觉得宝宝醒的时候不吃奶，只有迷糊的时候才吃。在喂养上我们一定要尊重宝宝这个主体，顺应喂养，即在宝宝发出饥饿信号时再给宝宝提供食物。

俗话说："有一种冷叫奶奶觉得冷，有一种饿叫妈妈觉得饿！"

（10）怎么断夜奶

医学上对夜奶没有统一的定义。大家对夜奶的理解可能是"影响大人或宝宝夜间休息的奶"。

新生儿时期胃容量很小，又未建立昼夜规律，平均2小时左右要吃一次奶，但随着胃容量和奶量增加，以及昼夜规律的建立，逐渐地夜间可以少吃一次，少吃的这一餐就是夜奶。

有哪些方法可以帮助宝宝断夜奶呢？

- 加强妈妈营养，让母乳充足又富有营养。
- 定期儿保，如果出现生长不良及时查找原因。
- 母乳不足及时补充配方乳，让宝宝每次都吃饱，即使是夜间。
- 按计划添加辅食，并且逐渐达到食物种类多样化，逐渐让每餐辅食达到营养均衡。
- 养成良好睡眠习惯，不哄睡，不吃迷糊奶，更不要养成奶睡习惯。
  随着宝宝白天食量增多，自然就可以断夜奶了。

（11）怎么知道宝宝每次需要多少奶量呢

宝宝第1天每次准备量5～10毫升，当然也有宝宝第1天奶量就超过10毫升，如果每次奶瓶的奶都会被宝宝"一扫而光"，那就说明准备的奶量可能不够，可以每次增加5～15毫升，直到每次宝宝吃饱后奶瓶还剩一点点，妈妈逐渐就会知道宝宝奶量了。总之，第1个月末宝宝每次奶量可达100毫升左右，每天700～800毫升；第2～3个月末宝宝每次奶是可达150毫升左右，每天800～900毫升；5～6个月加辅食前每天奶量约900毫升。

每个宝宝奶量差异很大，重要的是定期监测，看看宝宝生长趋势。

尽管说宝宝的奶量是否足够可以从生长趋势来判断，还是有好学的妈妈特别想计算宝宝到底应该喝多少。要想计算宝宝每天需要吃多少奶，先计算宝宝每天的热量需求。

2013年版《中国居民膳食营养素参考摄入量》规定0～6个月宝宝热量推荐量是每天90千卡/千克。但是，一个人的热量需要量跟很多因素有关，热量是否合适，归根结底要看"生长结余"。结余太多，说明吃多了，结余不足甚至"入不敷出"，则说明吃少了，或者有什么情况额外增加身体消耗，或者出现影响身体消化吸收的问题，所以实际上，每个人的热量需要都不一样。

1）小宝宝每天喝多少奶合适　6个月内宝宝需要的热量为每天90千卡/千克，母乳或者普通配方奶能供给热量大约67千卡/100毫升，要达到标准，奶量可以通过计算每天134毫升/千克。1～2个月宝宝如果按5千克计算，每日奶量大约670毫升。这个奶量对1～2个月的宝宝实际上不算多，绝大多数正常足月宝宝的奶量都不止这个量。奶量是否合适，必须结合宝宝睡眠、大小便、生长曲线等综合判断。

2）吃奶后可以喝水吗　很多年轻妈妈纯母乳喂养时似乎都以为水是毒药，甚至有些"谈水色变"。一次性喝水过多确实会发生"水中毒"。那么，"以奶为生"的小宝宝（6个月之内）可以喝水吗？

世界卫生组织建议宝宝纯母乳喂养到6个月，不加其他任何食品，除了必要的维生素。即使宝宝纯母乳喂养到6个月，也并不表明宝宝没有喝水，因为液体奶含水比例是88%～90%，也就是宝宝所喝的奶有88%～90%都是水，所以除了喝奶，一般没有必要额外补水。配方奶含水量也跟母乳相似。

事实上，宝宝需水量跟很多因素有关，如宝宝成熟度（越不成熟如早产，需水量越多）、体温、活动、哭闹、环境温湿度等，不同情况下需水量会有所增减。

判断宝宝水分摄入量是否充足，最简单就是根据尿的颜色判断，尿色太黄说明身体缺水，对小宝宝来说，即使奶量充足也可以喝水，奶量不充足时应增加奶量，不想喝奶想喝水的宝宝也可以喝水。

实际上，较合理的建议是：宝宝无论母乳还是配方奶喂养，每次喝奶后都可喂少量水（1~2毫升），其主要目的是清洗口腔。尿黄的宝宝可以适当多喂水，尿不黄的可以少喂。只要不是短时间大量喝水，一般是没有问题的。

（文字/余涛）

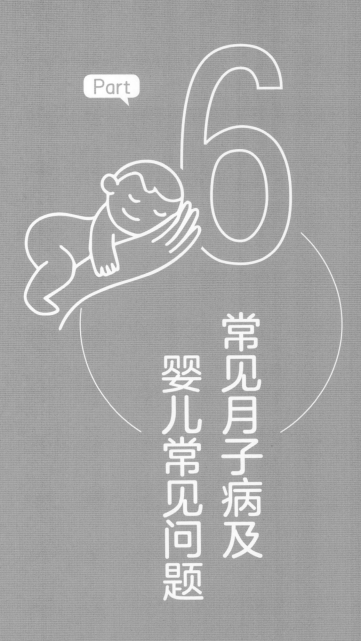

Part

6

常见月子病及
婴儿常见问题

常见月子病及其防治与调养

随着时代的变迁，我们的生活方式及环境都有了很大的变化。传统坐月子方法中的许多饮食及日常生活禁忌，以现在的社会背景来看，都有调整的必要。如果非要遵守古法，老一辈人与产妇间的新旧观念冲突就会加深。

因此，聪明的新妈妈应该先了解古人坐月子的精神，再选择符合自己的月子规划，把不符合现实状况的习俗一一剔除。科学坐月子，以避免落下各种月子病。

（1）产后发热

产后出现体温高于正常，不管是发热持续不退、微热，或于每日午后发热、突然畏寒高热者，都称为产后发热，如连续3天持续不退，建议就医。

发热原因 临床表现出的发热形态不一，其病因也有所不同，针对病因改善，热也就自然消退了。

- 刚生产后1～2天内，只有轻微发热，无其他症状。多是因为生产时血量骤失，阳气浮越而引起，两三天后人体的体温调节中枢会自动调好，热自然就退了，通常不用就诊。
- 产后涨奶而发热（低热），属于正常生理现象，待乳汁正常分泌后就会消失，中医称此现象为"蒸乳"，通常不用就诊。
- 感冒引起的发热。产后产妇内虚外加风寒，最易感冒，通常需要就诊。
- 生产时因产道感染而发炎也会引起发热，如会阴处的伤口发炎等，通常需要就诊。
- 产后恶露内积，流出不畅，也会产生内热，此时可辅以生化汤，通常需要就诊。

（2）产后多汗

刚生产后，由于失血而使体内阴阳失去平衡，所以会出大量汗，但几天后自己就调整过来而自动停止出汗。如果出汗时间过长且涔涔不止，甚至一动就出汗，称为自汗。若睡时全身汗出，甚至连睡衣都湿透，称为盗汗。

自汗名为气虚所致，盗汗名为阴虚血少引起内热汗出不止，尤其在睡觉时发生。产后持续大量出汗，轻则会使乳汁缺乏而无乳可哺育宝宝，或津枯而导致便秘，或伤及气血造成毛孔张开而容易感冒，重则会因体液流失而脱水。

产后盗汗、自汗都是虚证，多为气虚而表不固（如水库的墙壁有了裂缝而漏水不止），或因阴虚阳盛而迫津液外出（如锅中的水不足，就算正常火力也会慢慢蒸干，若下面的火太旺，水蒸气蒸发更快）。此时可以通过饮食调理，以达阴阳调和而令汗自止。

❶ 补气养血的八珍、十全、熬鸡炖补是很理想的食疗方。

❷ 香麦茶（俗称麦茶），可帮助收汗，又可止渴。

❸ 不要吃燥热的食物，以免大汗直流，并且避免住在闷不透风的房间，或穿太多的衣服，都会造成汗出不止。

（3）产后抑郁症

关于产后抑郁，前面章节已有介绍，这里我们再简单说说。首先由于产妇激素水平的改变；另外，大家把焦点集中在婴儿身上，此时产妇由主角变成配角，心理难免会有失落感；加之喂奶、照顾胎儿，长期睡眠不足，很容易出现产后抑郁。

轻症抑郁食疗方

❶ 红枣10颗，甘草9克，小麦15克，水煎，分3次温服。或煮燕窝15克，银耳少许，红枣10颗，煮好加冰糖即可服用。

❷ 少吃燥热的东西，以免影响情绪；多吃易消化、清淡的食物。

❸ 另外不要忘了，早上和傍晚照照阳光，室内的灯光明亮一点，这些对情绪都有改善作用。

（4）产后口渴

产后口渴也是临床上常见的症状，有人会因为口渴而就医，而且这种口渴喝任何饮料都不能改善。

产后口渴是因为失血和流汗多，或是长期处于冷气室中体内水分流失过多。所以要以补充体液为主，喝一些能补血的饮料。但是请记住，应当慢慢喝，不可一口气喝太多。慢慢少量补充水分才能吸收。

如果产后不但咽干口渴，还烦躁，兼有小便不畅，可能是因为失血、流汗多所致，也可能是因血瘀、恶露排出不畅等所致。首先要调理产妇的肠胃，改善吸收能力，以使食物的精华、水分为身体所用。如果不知其理，或治疗方法错误，认为口渴名是上火了，饮食上一味强调食用寒凉食物如梨、西瓜、丝瓜、冬瓜、白菜等来降火气，以解口渴，只会使新妈妈的体液更为亏损，口更渴。此时应该使用滋阴补血、增强肠胃功能的药物和食物使其气血充足，自然症状就会改善。

（5）产后腹痛

产后子宫收缩时所引起的子宫收缩痛即为产后痛。产后小腹闷痛，或偶尔一阵作痛是临床上较常见的，其发生原因很多，症状也有所不同。

母体气血运行不顺畅，血瘀、气郁使血气凝滞，即所谓"不通则痛"。腹痛也有可能因小腹受寒所致。

经产妇较常发生产后痛，而且越多胎痛得越厉害，尤其是新产之后，刚服过生化汤时会出现一阵阵下腹痛，甚至可感觉到子宫收缩。哺乳时疼痛会加重，不过痛一阵会自然消失，子宫变软，疼痛也就过了。

当然，产后也有可能由其他原因引起腹痛，像感冒的肠胃症状，饮食不当引起腹痛、腹泻等。

如果疼痛较轻，最好在阵痛时用温暖的手轻轻地按摩子宫就可以了，一般不需要特别治疗。但是如果痛到头晕眼花、心跳加速、全身无力，则可能是生产时失血过多，或母体原本体弱血虚所致，必须由医师诊治。

（6）产后腹泻

常有一些女性会抱怨，因为在坐月子期间腹泻导致月子里不能好好补身体，所以出了月子后经常生病。

产后腹泻的原因通常有以下几点：一是因为产后气虚、血虚使肠胃吸收功能不好，若饮食过于油腻，就会停滞在肠胃引起消化不良而腹泻；二是因为产后饮过多生化汤，当归含有很多精油，容易引起腹泻；三是饮食不洁伤到肠胃，或感染某些引起腹泻的病毒。

刚生产完应以温和、清淡、易消化的食物为主，而油腻、生冷食物尽量不要吃，以免造成肥胖和腹泻。

（7）产后乳腺炎

一般产妇在分娩后3～5天可以回家，通常在第3天会慢慢觉得涨奶。喂母乳的妈妈在第四五天时乳汁分泌逐渐增多，乳房会涨，而乳腺炎也在此时较容易发生。

产后乳汁不能顺利排出，积滞在乳腺管而引起乳房不适。那么应如何避免乳腺炎呢？在孕晚期，适当进行乳房按摩，有助于纠正乳头凹陷、扁平等。产后早开奶，一次排尽奶汁（可通过亲喂，或用手挤或用吸奶器辅助），避免乳汁堆积在乳腺管里。

（8）产后少乳

情绪太紧张、太焦虑，会使乳汁分泌减少，所以，保持精神愉快，喂奶时听听音乐可以使心情愉快，乳汁自然而然就顺畅了。另外，产后大出血、营养不良，也会影响乳汁的质和量。还需要注意的是，某些药物也会影响乳汁分泌。

当归瘦肉汤

材料　猪瘦肉500克，当归15克。

调料　盐少许。

做法　将猪瘦肉洗净，切块，与当归加水同煮，至肉熟，去当归，加少量盐调味。饮汤食肉，分2～3次服用。

花生鸡爪汤

材料　鸡爪10只，花生米60克。

调料　黄酒、姜片、盐、葱花各适量。

做法　鸡爪剪去爪尖，洗净下锅，加水、黄酒、姜片煮半小时后，再入花生米、盐，用小火焖煮1.5～2小时，撒葱花即可。

花生炖猪蹄

材料　花生米250克，猪蹄2个。

调料　黄酒、葱花、姜片、盐各适量。

做法　将猪蹄去毛洗净，用刀斩开，加水、花生米、黄酒、葱花、姜片、盐煮沸，转用小火炖烂服食即可。

（9）产后恶露不尽

一般恶露初为红色，从鲜红渐变暗红以后变成淡红，再到咖啡色，最后则是白色液体，15~20天会排干净，如果20天仍排出血性恶露者，则称为恶露不止或恶露不尽。

西医认为，恶露不尽是因为产后感染或胎盘、胎膜残留，或是其他原因导致子宫恢复不良所引起的晚期产后出血。中医学则认为，它可能是因气虚使宫缩不良，或因热伤血而使血流不止，或因瘀血内阻而使宫缩不良所引起。其中血热的病因、病机与西医的感染类似；而瘀血内停，则与胎盘胎膜残留在子宫内有相近的病理变化，其病因多是产后感染，或胎盘胎膜残留物。值得一提的是，恶露不尽不仅见于产后，在人工流产手术后也常见。不管是产后或人工流产后，阴血骤虚，气又随血而去，则气虚不摄血，血流不止，如此导致气血两虚的恶性循环，人虚则病毒、细菌易于侵入，就会有热瘀之象出现，所以本病中气虚为本、瘀热为标，治法最好标本同治。

> ！
> 专家提醒
>
> **生化汤服用过量或不足皆是主因**
> 若新产半月，恶露的色、量未见改善，也应考虑是否因生化汤食用太多，或是没服用生化汤造成的，长期服用生化汤会使血不能止，未服用则污血（瘀血）不去，子宫收缩不好，也会恶露不止。

（10）产后脱发

产后大量脱发是非常常见的，也是新妈妈很担心的一件事。事实上，约有1/3的人在生产后2～7个月会自发际线处脱发，也就是发际后退，而且整个头发变稀，这是体内激素重新调整所引起的。妊娠期中毛囊延长它的休眠期，而产后就加速进入脱发期，这时如果精神压力大，或是孩子晚上哭闹不睡，问题就更为严重。产后如出现脱发怎么办？

- 放松心情，脱发的现象就会慢慢停止，这是很重要的保养法之一。
- 适度性生活会让你容光焕发，激素更易调整回来。
- 产后头发比较油，也容易掉发，只要合理清洗，不要用太刺激的洗发液即可。
- 每天梳头或者按摩头皮也可以让发量得到改善。注意要用指腹在头皮按摩，可帮助头皮的血液循环，促进新陈代谢，使新发加速成长。
- 可以用一些补血药膳，加上调整激素的何首乌、覆盆子或杞菊地黄丸，脱发会有改善。

（11）产后头痛

在临床上经常遇到以头痛为主要症状的求诊者，头为诸阳之会，所有阳经皆过头部，五脏六腑之气皆上荣于头。新产之后，阴血相对不足，故不管是内伤（血少）或外感均可引起脏腑气血失调，出现头痛。也可因新产体虚受了风寒引起，所以产后要注意头部的保温。

（12）产后失眠

"食补能养身，睡眠能养神"，一个人健康与否决定于精、气、神是否充足。良好的睡眠能促进生理功能恢复。

- 舒适的温度：冬天可用暖气，夏天可以开冷气，但要注意风口不可对着床铺直吹。若用电风扇使空气流通，则应放在产妇的侧面让风反弹过来。
- 静音是得到好睡眠的要件，手机、电话、电脑不可放在床边。
- 最好在晚上11点前入睡，此时养肝正当时。
- 舒适的卧具：透气良好、稳定性好的床及适合自己睡眠习惯的枕头。
- 若为情绪紧张性失眠，需进行心理调适。

（13）妈妈腕

"妈妈腕"，即腕管综合征，顾名思义是当了妈妈后容易出现的病症，它的症状是腕部疼痛。

生产时由于内分泌的影响使毛孔、关节大开，若受风寒侵袭，妈妈气血虚弱时，风寒滞留于肌肉、关节间，引起肌腱、神经发炎。

妈妈腕的特点是：疼痛的部位为手臂下三分之一处，以大拇指与腕交叉点深部最为疼痛，此为肺经所经之处。握拳或伸展拇指时，如写字、拿筷子吃饭、使用剪刀、举杯、拿奶瓶等拇指展开时，疼痛会加剧，腕无力，严重时就是拿支笔也如千金重。在临床上我们常发现在怀孕期咳嗽没治好，一直拖到产后的妈妈腕部疼痛发生率非常高，一开始时可能只有腕部及前臂有些疼痛和动作不自然，而被疏忽。

腕管综合征是手臂正中神经在腕管内受到压迫所引起的手指麻木的神经症状，麻木感出现顺序常是食指→中指→拇指→无名指，而小指常不累及。

腕管综合征治疗期间的注意事项

❶ 避免手腕及拇指的过度活动及用力。

❷ 患部不可受寒。

❸ 若做推拿治疗，不可用力推拿，自己更不要用力揉动患处。

（14）产后身痛

产后身痛，其实可以分几个部分来谈，刚生产完，因为生产用力过猛，肌肉紧绷会造成肌肉过劳疼痛，再加上气血虚弱（失血关系），疼痛感会加重。此时可给予保暖，擦些红花油等来促进血液循环，缓解不适。还有一种产后身痛，不同于全身肌肉酸痛，而是肢体关节疼痛，称为产后关节痛，亦称为产后痛风、产后风。

若是体寒气弱的人又受风寒，就会出现寒湿为主的症状：身体疼痛或全身关节疼痛，而且疼痛会游走全身的关节，心慌气短，四肢发冷。病情较重时，单用补血补气的药膳是不够的，应及时请医师诊治。

体热阳气盛的女性，在产后或月经来潮时受到风寒侵犯，因寒湿会化热，就会出现湿热为主的症状：关节红、肿、热、痛，伴有发热、怕风、口干舌燥、口水发黏、心烦胸闷、大便不通、小便红赤等，与寒湿型疼痛不同。

1）耻骨联合痛：生产时（尤其第一胎）用力过猛造成产伤，其主要症状是蹲下来及拿重物时，或解大便用力时有痛感。平时吃一些补肝肾药，可以得到改善。在饮食方面，多吃一些硬壳类的如虾、牡蛎等，也有助于缓解疼痛。

2）产后腰痛：产后喂奶需长时间坐位，加之姿势不良，就会导致产后腰痛。

产后腰痛是女性的通病，怀孕时，孕妈妈为承受胎儿的重量，腰部的负担已增加许多，所以容易腰酸背痛。若生产时又伤肾气，产后不能好好卧床休息，姿势不良，提重物，久坐，都会令腰部的肌腱受伤；若再加上风寒湿的侵袭，或恶露不畅引起血瘀，产后腰酸背痛会更重。

腰酸背痛防治法

- 多平躺于床上，可翻转侧睡、仰睡、趴着睡。
- 可按摩热敷腰部以促进腰背处的血液循环。
- 生化汤可去除因气血瘀滞于腰部所引起的疼痛，不妨于生化汤中加入杜仲9克同煎。不服生化汤时可改服杜仲丸，不痛则当停服。
- 腰背部的保暖很重要，不要让风或冷气直袭背部。
- 不可提、举重物，睡眠时也不要高举双手睡觉。

（15）产后水肿

产后经常出现下肢甚至全身水肿，同时伴有心悸、胸闷短气、四肢无力、少尿、食欲不振、头晕头痛、四肢倦怠等，可分为生理性与病理性。

生理性水肿，多因产妇饮食不均衡引起，或因为本身血液循环功能不好，如原有心脏病或整天躺在床上不动或产后伤到泌尿道使短暂排尿不畅等原因引起。

病理性水肿，常由糖尿病、高血压等引起。

生理性可借由饮食和适当活动改善，少吃易引起胀气的食物，如豆类甜食、糯米。若是脾湿引起，可服四神汤（芡实、薏米、山药、莲子）来健脾胃，不要吃得太咸。同时适量运动可促进血液循环。

（16）产后乳房下垂

长时间哺乳，过度减肥，生理衰老等都会引起产后乳房下垂。长时间哺乳，乳房易受牵拖导致胸大肌和乳房韧带无法支撑固定乳房，可穿着合适且有支托性的胸罩，以减轻乳房充盈时的沉重感。也可通过以下运动来改善。

方法1

① 站立，全身放松。

② 双手置于腹部。

③ 双手向两侧张开。

④ 上举后双手回收放至小腹间。

需要注意的是，运动时要穿着合适且有支托作用的内衣，以减轻乳房沉重感。
坚持运动可锻炼胸肌，以达到支撑乳房、减轻下垂的作用。

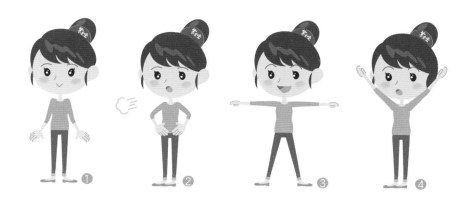

方法2

① 两腿前后分立，前弓后蹬，双臂水平往前冲，接着双臂向两侧展开，胸部往前挺。（每分钟25次）

② 如前站立，双臂上举，掌心向前，双臂以半圆状后展，再回到原位。（每分钟做25～30次）

③ 双腿自然开立，上身前倾，双臂侧平举，然后尽力做双臂交叉动作，保持上身前倾。

④ 双腿开立，身体直立，双臂在头前做交叉动作，掌心向外。（头顶上挥）

⑤ 双腿开立，挺胸，挥动双臂在体前做交叉动作，停留片刻，还原。

⑥ 双腿开立，挺胸，一手向前平举与肩同高，另一手沿体侧下垂，然后两臂于体前上下交替平举。

以上动作每分钟做25～30次，每天做10分钟。

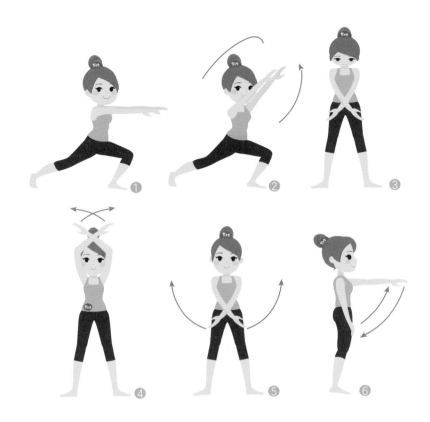

（17）产后眼睛干涩、视物模糊

　　眼睛干涩、视物模糊是产后常见的症状，主要原因是长时间盯着屏幕，用眼过度。另外，悲伤哭泣，久而耗损津液。脾胃吸收不良等导致阴液不足，目视易疲劳。

　　中医以滋肾养阴为主，若带有灼热感则加以清肺热，或因过食热性食物引起脾胃湿热，眼睑可见粟粒状水疱，眼睑有重垂感，并有口臭、口黏、便秘、小便红而量少，应请中医师辨证用药。

> 缓解眼不适茶饮方
> ❶ 兼有气弱倦怠感者取黄芪、决明子各3克，枸杞子5克，菊花3朵，沸水闷泡后饮用。
> ❷ 枸杞子5克、菊花3朵、红枣3颗，加热水500毫升闷后饮用。
> ❸ 桑叶、菊花、炒决明子各6克，代茶饮。
> ❹ 决明子6克、菊花3朵、山楂9克，熬水后饮用。

（18）产后便秘及痔疮

产后痔疮，多发生于急产，产妇通常都存在下腔静脉回流不畅，再加上生产时太用力，就会引起痔疮。有的人在怀孕时就有痔疮，有的人是经过生产时而发生痔疮。一般建议生产后进行熏蒸。饮食方面应选择高膳食纤维、易消化的食物，减少便秘。也可用葶苈子、五倍子、蛇床子各6克，熬水1000毫升洗肛门，既可消炎，又可使痔疮缩小。

产后容易便秘的原因有：生产时，出汗多、失血多而致阴虚火旺，引起便秘。生产时用力过度，元气耗损，无力输送，使肠胃蠕动不良，大便停滞大肠时间越久，水分吸收越多，排便就越困难；或因气虚血虚，血虚肠燥，从而出现便秘。

按摩法缓解便秘

● 站立或平躺，双手重叠，以肚脐为中心，顺时针方向按摩5分钟。

● 肚脐旁开2寸，以食指、中指做环状按摩。

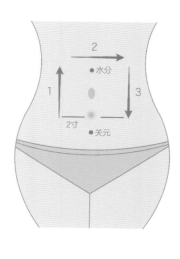

奶蜜饮

做法 蜂蜜、牛奶等量调和，早晨空腹冲服。

功效 养血滋阴、润燥滑肠。适用于产后血虚、肠燥便秘、面色萎黄、皮肤不润等症。

松仁粥

做法 松仁9克，大米60克，白糖（或盐）适量。将松仁加水放于果汁机中研细、滤汁，与大米同煮粥，熟后调入白糖（或盐）少许。空腹时食用。

功效 润心肺，调大肠。适用于肺燥阴虚、干咳少痰、大便干燥等症。

土豆胡萝卜汁

做法 土豆、胡萝卜各100克。土豆和胡萝卜洗净、去皮，加适量温水，用果汁机打成果汁，过滤后即可饮用。

功效 通便，适用于各种原因引起的便秘。

鸡蛋银耳羹

做法 干银耳、冰糖各10克，鸡蛋1个。银耳发透后去蒂头、杂质，洗净，撕瓣状，放锅内，加水适量，大火烧沸，改小火继续炖1小时，使银耳熟透出胶。另起锅，加水适量，打入鸡蛋搅匀，去浮沫，加冰糖煮化，缓缓倒入银耳锅中。

功效 补虚润燥、养心安神。适用于妊娠咳嗽、便秘，或产后抑郁、便秘。

丹溪通便粥

做法　火麻仁、苏子等量（约各1/3碗），大米50克。火麻仁、苏子洗净，研
　　　　细，或于果汁机中加水一碗打汁，取汁煮粥，粥成食用。

功效　通便润燥。

（文字/徐慧茵，王淑君）

 2 **婴儿常见问题**

宝宝成长过程中，伴随了很多问题，这些问题有可能不是医学上的问题，但对此类"不正常"又应该如何看待和处理？比如宝宝的腿纹、臀纹、脐疝、胎生牙、眼泪多、长眼屎等，我们一起来看看这些问题的答案吧！

（1）发育性髋关节发育不良

宝宝髋关节发育异常，是常见、也是早期发现后治疗效果较好的一种关节发育异常。髋关节发育见图1。

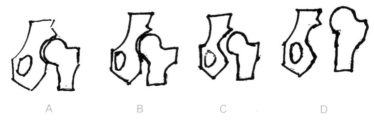

图1　髋关节不同发育状况

A.正常髋关节；B.髋关节发育不良；C.髋关节半脱位；D.髋关节全脱位

婴幼儿髋关节发育不良，以前也称为先天性髋脱位，指股骨头与髋臼关系的异常，包括脱位、半脱位、不稳定（股骨头时进时出髋臼窝）以及只有影像学检查发现的异常。在宝宝中发生最多的就是临床没有明显异常而只是放射线或者其他影像学检查发现异常的状况。

值得注意的是，由于发育性髋关节发育不良的宝宝一般不伴随其他异常症状，因此日常生活中很容易被抚养者忽略。而不同类型可随时间而演变，宝宝在早期阶段可能只是影像学异常，但如果不能得到及时的诊断和干预，则可能发展为半脱位或者全脱位，这个时候从外观才可能看出问题。因此本病预后的关键在于早期预防、早期诊断和及时合理治疗。早期治疗方法较简单，治疗效果较满意，而随着年龄增长，治疗方式会变得复杂困难，甚至需手术治疗。如治疗不及时，将难以矫正关节畸形而留下终身残疾。

宝宝发育性髋关节发育不良关键在于早期预防、早期发现。

发育性髋关节发育不良的发生受遗传、种族、诊断标准以及检查者的水平影响。估计全球新生儿中，本病的发病率为1‰～1.5‰，也就是说每1000个宝宝中就有1～3个宝宝患上这种疾病。我国不同地区的发病率各不相同，一般来讲，北方地区的发病率高于南方（这跟北方褥裤有关）；女童较男童多见（4：1～5：1，这跟女宝宝本身髋关节稳定性较差有关）；第一胎，尤其是臀位产者发病率较高，而且左侧大腿发生率是右侧大腿的3倍。新生儿出生时髋骨只是部分融合，髋臼窝极浅，所以髋关节不稳定。生后宝宝的体位，如褥裤等致韧带松弛易发生本病。宫内外环境、生后生活习惯等对本病的发生有直接影响：如宫内任何不利于胎儿活动的环境，包括胎位异常、巨大儿等都可能会影响髋关节的发育。此外，出生后髋关节伸直位褥裤是发育性髋关节发育不良的另一高危因素。

发育性髋关节发育不良的宝宝是可以通过细致检查较早发现的。这需要医生的详细体检，主要由外科、儿科医生检查。由于发育性髋关节发育不良临床表现因患儿年龄不同而异，站立前期的主要特点是一部分为髋臼发育不良或不稳定，另一部分虽为半脱位或脱位，但临床症状较轻，宝宝可有下列表现：会阴部增宽、髋关节活动受限、肢体缩

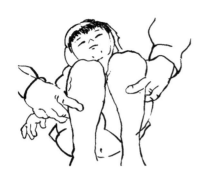

图2 右侧膝关节低于左侧

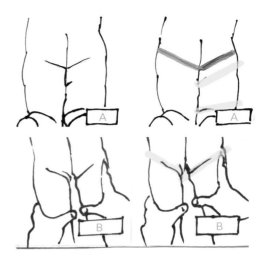

图3 提示宝宝发育性髋关节发育不良的异常表现
A.臀纹对称，皮纹不对称；B.臀纹不对称

短、臀纹不对称、牵动患肢有弹响感或弹响声、屈膝/屈髋外展实验阳性等（图2、图3）。但是体格检查方法诊断发育性髋关节发育不良的特异性较低，可能存在误诊或者漏诊的情况。

此外，还可以根据需要进行影像学检查。但因为小宝宝的髋关节仍在发育中，所以股骨头未骨化时采用影像学检查的价值有限。6月龄内婴儿怀疑发育性髋关节发育不良，首选髋关节超声检查，能显示婴儿髋关节解剖结构，可早期发现本病，且操作简单，无辐射，费用低，可重复动态观察，并能随访观察可疑病例，为医生诊断和治疗提供重要参考。但是同时应注意超声波检查仅显示髋关节的不稳定，如采用超声波检查小婴儿髋关节，应注意避免过度诊断与不必要的治疗。而6月龄以上婴儿，在其股骨头骨化中心形成之后，可通过X线摄片显示其髋关节的骨性结构。

专家提醒

6月龄内婴儿若有发育性髋关节发育不良，首选髋关节超声检查；6月龄以上婴儿可采用X线摄片。

发育性髋关节发育不良是儿童常见疾病，开展新生儿筛查，早期诊断和及时处理，可减少本病发生，有利儿童骨发育。1岁内明确发育性髋关节发育不良诊断并及时治疗者预后较好；治疗开始时的年龄越大，髋臼和近端股骨重塑潜力越小，需要的治疗手段越复杂，效果越差。为了最大可能预防发育性髋关节发育不良的发生，保持宝宝下肢的"蛙式位"是一种很重要的方法。仔细看看下面的图片（图4），看看宝宝的体位有什么区别。

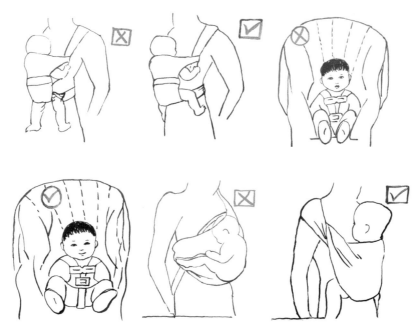

图4　预防发育性髋关节发育不良宝宝错误和正确的姿势

（2）脐疝

宝宝出生后不久，可能会发现宝宝的肚脐偶尔会出现一个可大可小的、很柔软的"包块"，睡着了就消失，哭吵或者咳嗽的时候就会显现，有的时候还可以听见"包块"里面咕咕响。这就是我们说的"脐疝"。

脐疝是宝宝的常见病和多发病，宝宝出生时脐部筋膜环未能关闭，是造成脐疝的根本原因。

有研究表明，小儿脐疝的发病率与种族有关，而与性别无关。此外，脐疝在低体重新生儿（例如出生体重不足2500克）中的发病率也较高。脐疝尽管发病率高，但是令人欣慰的是，它有自愈倾向。在儿童脐疝的自然病程中，很少发生脐疝嵌顿、绞窄等情况，需要复位的嵌顿疝、绞窄疝、疝囊破裂是宝宝需要手术的绝对指征。

专家提醒 脐疝可以自愈，所以早期单纯性脐疝通常以保守治疗、观察随访为主。如出现需要复位的嵌顿疝、绞窄疝、疝囊破裂，才是手术的绝对指征。

哪些宝宝的脐疝容易愈合呢？总体来讲，决定脐疝愈合的主要因素包括脐疝筋膜缺损的大小和宝宝的年龄。筋膜缺损越大，闭合的可能性越小；年龄越大，自愈的倾向越低。当脐疝与其他特殊疾病同时发生时，如黏多糖贮积症Ⅰ型、唐氏综合征等，自愈倾向降低，这时应选择适当的时机进行手术。

由于脐疝早期自发性闭合概率很高，故早期单纯性脐疝通常保守治疗。国内很多专业人士常采用的方法是将疝囊回纳后，用软瓶塞、硬纸板、硬币、纽扣等盖在脐疝上，以胶带粘贴、绷带缠绕、弹力腹带等方法加压固定，据报道愈合时间为10～60天。

（3）胎生牙（乳牙早萌）

每个家长都很关心宝宝的萌牙问题，牙齿是不是出得越早越好啊？当然不是！

专家
权威解释 乳牙早萌是少数宝宝出生时已有牙，或出生后30日内即乳牙萌出，也称胎生牙或诞生牙，多见于下颌中切牙部位，牙齿本身为正常乳牙，但是由于萌出过早，存在一些疾病风险。

目前乳牙早萌的原因尚不明确，推测可能与牙胚距口腔黏膜较近有关。早出的牙齿必定发育不好，早萌牙的牙根和牙周组织不健全，牙根形成不足三分之一，牙根呈开阔状、有点扁，所以早萌牙极度松动，往往影响宝宝吃奶，导致舌系带创伤性溃疡以及牙龈出血（图5）。在吸痰、哺乳或宝宝口腔活动时易发生脱落，如果误吸入气管有窒息风险，所以应尽早拔除。早萌乳牙如不影响吃奶，不造成舌系带炎症、溃疡，不松动，可暂时不处理。不松动的早萌乳牙如果由于切缘锐利、舌系带过短等原因同样可引起舌系带炎症、溃疡，可采取磨改锐利、减少刺激及改变喂养方式等方法改善症状。

乳牙早萌应注意与马牙进行鉴别。宝宝出生时，有时在牙龈上可见针头大小的白色突起，俗称"马牙"，它是由牙齿发育过程中牙板（牙齿形成的初始结构）的残留上皮角化形成，体积小且可自行脱落，无须任何处理。

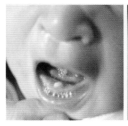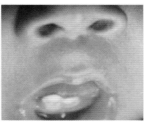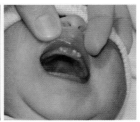

图5　典型的早萌乳牙

（4）流眼泪和长眼屎

对于宝宝长眼屎、流眼泪、红眼睛的问题，很多家长认为是上火、热重了，其实原因并非那么简单。

1）先天性泪囊炎　先天性泪囊炎的症状一般多在宝宝出生后1周内出现，少数在宝宝满月后才出现。主要表现为：眼部分泌物（眼屎）多，眼睛经常水汪汪的，甚至会流眼泪。如果眼睛被过多眼泪长期浸泡，会引起慢性刺激性结膜炎和眼睑、面颊部湿疹性皮炎等疾病。宝宝通常一只眼患先天性泪囊炎的比较多见，但也有双眼同时患病的，病因多是在宝宝出生时鼻泪管下端还没有完全发育好，被一层先天性残膜封闭，或被上皮细胞残屑阻塞，或被结膜分泌物阻塞造成鼻泪管堵塞，使得泪液无法往下排泄，形成了一个盲端，给细菌的繁殖创造了有利的条件，最终造成细菌感染，形成泪囊炎。

专家提醒　眼部分泌物（眼屎）多，眼睛经常水汪汪的，甚至会流眼泪，尤其是一只眼睛尤为明显的宝宝，要警惕先天性泪囊炎。

先天性泪囊炎早期有自愈倾向，因此4个月前的宝宝可进行保守治疗，即泪囊按摩加用药：用手指有规律地压迫泪囊区，配以抗生素滴眼液，促使鼻泪管的下端开放。具体做法是按摩前操作者先剪指甲，洗净双手；患儿仰卧位，由另一人固定头部和四肢，操作者用食指压患儿鼻根部泪囊区向上推挤，使其泪囊腔内的分泌物全部挤出，用棉签拭去，滴妥布霉素滴眼液。1分钟后，操作者再用食指按压患儿鼻根上部泪囊区向下推挤（注意不能按压眼球），注意用力均匀，既要有一定力度，又不能用力太大，每日3~5次。挤压通后，患儿不再流泪，也无分泌物流出，冲洗泪道通畅，说明已治愈。如果按摩治疗2周以上没有效果，可做泪道冲洗。如果仍没有明显效果，可做泪道探通术。

2）先天性眼睑内翻、倒睫　这种疾患是因为宝宝出生时鼻梁较宽、较塌，而有内眦赘皮造成眼睑的内翻，睫毛向内长，碰到了角膜所致。以下眼睑比较多见，通常在宝宝出生后就有，但因为刚出生的宝宝睫毛又软又细，对角膜的损伤比较小，所以症状并不明显。随着宝宝年龄增长，睫毛逐渐变粗、变硬，对角膜的损伤变大，症状会逐渐明显，出现怕光、流泪、眼睛红、眼睛分泌物（眼屎）增多，严重的还会出现角膜溃疡、角膜薄翳或白斑，影响宝宝视力发育。随着年龄增长，鼻梁逐渐增高，大部分宝宝都可以自愈。如果宝宝症状明显，又没有自愈倾向，要及时进行眼睑内翻倒睫矫正术。

 专家提醒 ｜ 宝宝出现怕光、流泪、眼睛红、眼睛分泌物（眼屎）增多等表现时，注意看看宝宝的睫毛有无倒睫。

3）结膜炎和角膜炎　结膜炎和角膜炎症状比较复杂，治疗起来也相对较难。宝宝的眼部分泌物根据黏稠度、颜色等性质，可以分为水样、黏性、黏脓性、脓性、血性分泌物。不同性质的分泌物病因不同，治疗方法也不同。

❶水样分泌物：是稀薄稍带黏性的水样液体。这样的分泌物增多，大多数是因为宝宝患上了病毒性角结膜炎，需用抗病毒眼药水、眼膏，儿童常用的有阿昔洛韦眼药水、更昔洛韦眼膏等。

❷黏性分泌物：这种分泌物常见于过敏性结膜炎。分泌物常为白色丝状物质，黏稠，可以拉出丝来。除了分泌物，宝宝还常有眼痒眼红、异物感、烧灼感等症状。治疗过敏性结膜炎，首先要查清过敏原，避免接触过敏原，其次是局部点涂抗过敏眼药水。

❸脓性分泌物：一般是细菌性结膜炎、角膜炎，要用抗生素眼药水、眼膏。需要提醒的是，如果新生儿出生后双眼就有大量的脓性分泌物，而且时擦时有，并伴有眼睑的高度红肿，要警惕宝宝是不是患了新生儿淋球菌性结膜炎，这种病俗称新生儿脓漏眼，病情凶险，除眼部要频繁用药外，全身也必须及时用药。

（5）新生儿筛查

新生儿遗传代谢病筛查，是指在新生儿期对严重危害儿童健康的先天性、遗传性疾病，采用快速、简便、敏感方法筛检，早期诊断，及时治疗，以避免儿童受到不可逆损害，减少出生缺陷发生，提高出生人口素质。

专家提醒　目前我国进行的新生儿筛查主要包括以下四种疾病：先天性甲状腺功能减退、苯丙酮尿症、先天性肾上腺皮质增生症和葡萄糖-6-磷酸脱氢酶缺乏症。

1）先天性甲状腺功能减退　先天性甲状腺功能减退会导致儿童体格发育和智力发育障碍。新生儿筛查可达到早发现、早诊断、早治疗的目的，若甲状腺素治疗在生后2周内开始，儿童生长发育可完全达正常水平。

先天性甲状腺功能减退可由不同病因引起，多数跟甲状腺发育缺陷有关。先天性甲状腺功能减退在新生儿出生早期多数无症状或症状轻微，或为非特异性甲状腺激素缺乏的症状。因最初的先天性甲状腺功能减退临床表现缺乏特异性，一般在婴儿6～12周龄后逐渐出现典型的临床症状与体征。新生儿期的非特异性表现可能有暂时性低体温、心率偏慢、少哭、少动、进食主动意愿差、易呕吐和呛咳、精神不好、睡多、胎便排出延迟、顽固性便秘、黄疸期延长、腹大、脐疝、肌张力减低、面容臃肿等非特异性表现。先天性甲状腺功能减退筛查需要采足跟血，一般正常新生儿生后2～4日出院前或输血前进行足跟采血。一般建议新生儿72小时采血，NICU住院新生儿或早产儿生后7日采血。如母亲患甲状腺疾病或家族中有先天性甲状腺功能减退病史者，宜采新生儿静脉血做甲状腺功能检测。

2）苯丙酮尿症　苯丙酮尿症是最早筛查的新生儿代谢性疾病之一，属于常染色体隐性遗传性疾病，是先天性遗传代谢病中发生率相对较高的一种疾病。因苯丙酮尿症是由苯丙氨酸羟化酶缺乏所致的体内苯丙氨酸堆积过多，引起婴儿神经心理发育异常、智能发育障碍。早期诊断与治疗可显著改变儿童的临床预后。

3）先天性肾上腺皮质增生症　先天性肾上腺皮质增生症是因肾上腺皮质激素合成过程酶的缺陷引起的疾病，属常染色体隐性遗传病。其发病以女童多见（男女比例约1：2）。多数先天性肾上腺皮质增生症因肾上腺分泌糖皮质激素、盐皮质激素不足使体内雄性激素过多，临床出现不同程度肾上腺皮质功能减退，如女童伴男性化，男童则表现性早熟，尚可有低血钠、高血钾等多种综合征。

新生儿先天性肾上腺皮质增生症筛查主要是针对新生儿21-羟化酶缺乏症的筛查。

目的是预防危及生命的肾上腺皮质危象导致脑损伤或死亡、性别判断错误、身材矮小以及心理、生理发育等障碍，使儿童在临床症状出现前获得诊治。

4）葡萄糖-6-磷酸脱氢酶缺乏症　葡萄糖-6-磷酸脱氢酶（G-6-PD）缺乏症是一种遗传性溶血性疾病，不同地区、不同民族发生率差异较大。我国该病发病率较高的地区为长江流域，以四川、广东、广西、云南、福建、海南等省多见，其中以广东省发病率最高。

G-6-PD缺乏症是新生儿高胆红素血症常见和重要的危险因素，同时也是新生儿胆红素脑病的主要病因。它导致的新生儿高胆红素血症多发生于出生后2～4天，也可提前至生后24小时内，以中重度多见，容易引起胆红素脑病，早产儿重于足月儿。新生儿筛查及产前筛查可早期诊断、早期防治高胆红素血症的发生。

（6）听力筛查

听力障碍是新生儿常见的先天性缺陷之一，约占全部新生儿出生缺陷的20%，国外报道其发病率为1‰～2‰。而我国普通病房新生儿耳聋发病率在0.06%～0.57%，新生儿重症监护病房新生儿耳聋发病率在0.37%～7.35%。

儿童听力和言语发育障碍程度与听力损失发病年龄密切相关，听力损失如果不能得到及时发现和干预，不仅会导致言语发育迟缓，还会影响儿童情感、心理和社会交往等能力的发展，给家庭和社会造成沉重的负担。因此，新生儿听力筛查的目的是尽可能早地发现有听力障碍的个体，使其在语言发育的关键年龄段之前就能得到适当的干预，以使语言发育不受到损害。通常认为，3岁以前是听觉发育和语言发育最快和最关键时期，7～12岁是积累和发展的可塑期。现在国际上普遍认为应在3月龄前进行听力障碍诊断，并在6月龄给予干预。通过院内初筛、复筛、早期发现新生儿听力损伤，查找未通过的原因。如果复筛没有通过，则3个月进行诊断，通过询问病史，做相关检查，如声阻抗、耳声发射、听性脑干反应（ABR）、听觉稳态反应（ASSR），以及早发现听力筛查未过的原因等，并及早进行干预。

宝宝听力损失的程度、性质和听力曲线类型的确认是制订早期干预治疗方案的前提。但是先天性听力损失的诊断是一个复杂的过程。《新生儿疾病筛查技术规范（2010版）》中明确指出：所有宝宝应该在出生1个月内进行听力筛查；所有筛查未通过的婴儿，最迟应该在3个月内接受全面的听力评估；所有确诊为永久性听力损失的宝宝都应该在诊断之后尽快接受干预服务，最迟不超过6月龄（1-3-6月模式）。

　　以上通过对新生儿听力的筛查能让听障儿童及早得到有效的干预，干预的早晚也影响患儿的预后。我国有关政策要求，对确诊为永久性听力障碍的患儿，应当在出生后6个月内进行相应的临床医学和听力学干预。但目前不同国家、地区对诊断和干预时间尚存在争议。

（文字/陈科）

3　婴儿其他健康相关问题

（1）母乳性黄疸

　　前面我们对新生儿黄疸做了相关介绍，这里我们重点说说"母乳性黄疸"。

　　足月新生婴儿比较常见的一个病理性黄疸叫"母乳性黄疸"，顾名思义，这是与母乳有关的黄疸。造成母乳性黄疸的原因有两种，原因不同，处理方式也不同。

　　第一个原因是母乳不足，或者因为宝宝吸吮无力，总之宝宝没有吃饱，所以又叫"母乳不足性黄疸"，这种原因的黄疸发生时间跟生理性黄疸时间接近。奶量不足时胎便排出延迟，胎便中的胆红素可能重新被吸收入血液导致血液中胆红素水平增高，没吃饱的新生儿没有力气，吸吮更乏力，就更吃不饱，如此恶性循环，进一步加重黄疸，甚至也可能引起胆红素脑病。这种类型的"母乳性黄疸"发生时间较早，又称为早发型母乳性黄疸。事实上，按照这个原理，无论新生儿吃什么（母乳或配方奶），只要没有吃饱都有可能出现比较严重的黄疸。

真正意义的母乳性黄疸与母乳成分有关。这种类型的黄疸高峰出现在出生后2～3周，最迟12周（3个月）消退，所以又叫迟发型母乳性黄疸。研究发现，母乳中的一些特殊成分如β-葡萄糖醛酸酶和表皮生长因子与母乳性黄疸有关，它们以不同方式增加胆红素在肠道的吸收，从而使血液中胆红素水平增高。迟发型母乳性黄疸的新生儿特点是：一般情况非常好，能吃且长势喜人，胆红素水平一般会逐日下降。只要排除了其他病理原因，迟发型母乳性黄疸一般不会导致胆红素脑病。

专家提醒

新生儿出现黄疸并伴有以下情况需立即就诊

● 精神不好，不想吃奶，哭声小。

● 黄疸出现早且逐日加重，伴"母婴血型不合"。

● 大便颜色淡如陶土。

● 小便颜色太深，如红酒或者浓茶。

● 黄疸伴有任何不能解释的表现。

（2）睡眠障碍

睡眠障碍是儿科医生接诊的主要病种之一。睡眠障碍主要表现有：睡不踏实；睡梦中突然大哭，数秒或数分钟后重新入睡；睡梦中翻来覆去，仰睡、俯卧睡、侧睡、爬到枕头上睡，也可能从床头爬至床尾甚至翻身到床下睡；必须要哄着才能入睡，夜间容易醒来并且大哭；睡觉磨牙、梦魇、梦游等。保守估计，至少有25%的儿童有过不同类型的睡眠障碍。

人的睡眠分慢动眼睡眠和快动眼睡眠。成年人慢动眼睡眠期持续80～120分钟后出现第一次快动眼睡眠，持续几分钟后进入下一次慢动眼睡眠，如此形成慢动眼与快动眼睡眠循环，平均每90分钟出现一次快动眼睡眠，越接近睡眠后期快动眼睡眠持续时间会越长，每次可达10～30分钟，所以人们在凌晨做梦会更多。上述两种睡眠时相在一个睡眠过程会相继出现3～5次，也就是说，在一个睡眠周期内，人要经历3～5次慢动眼睡眠和快动眼睡眠的循环，睡眠过程并非一入睡就由浅入深直到天明醒来，而是深一阵浅一阵，深浅睡眠不断交替。不同年龄睡眠周期中快动眼睡眠与慢动眼睡眠比例也不一样，成年人快动眼睡眠约占整夜睡眠的20%，早产儿占75%，足月新生儿占50%，10岁以后快动眼睡眠时间比例逐渐减少而接近成年人。

因为睡眠由不同时相组成，快动眼睡眠时相身体活动增多并且要做梦，整个睡眠过程并不"安稳"。儿童因为快动眼睡眠时相所占比例更高，睡得更不安稳是正常现象。

● 宝宝需要哄才能入睡吗

很多妈妈见不得宝宝哭，经常会把宝宝抱着哄睡再放床上，也有些妈妈一晚上都抱着宝宝睡，因为貌似睡着的宝宝刚放到床上就哭，或者半夜很容易惊醒，不得不再抱起来哄。这里说说一个常见的睡眠障碍：睡眠启动相关障碍。

有些宝宝入睡的时候被培养了一些依赖行为，比如抱着睡、摇着睡、背在背上睡、奶睡，甚至在移动的汽车上入睡等。无论从任何睡眠时相醒来，人们都会从第一时相的第一期重新入睡，有以上安抚行为入睡的宝宝夜间醒来的时候，会依赖这些行为再次入睡，否则就会出现夜间哭闹难以入睡，睡着后容易哭醒的现象，这种现象称为"睡眠启动相关障碍"。

● 哄睡习惯养成了该怎么办

解铃还须系铃人！只有靠亲爱的爸爸妈妈，根据孩子的特点及爸爸妈妈对孩子哭闹的耐受情况每天逐渐延长宝宝哭闹的时间，慢慢把哄睡的坏习惯戒了！

（3）囟门

虽然我们的头颅是个球形，但是它并不是一个连续的整体，至少出生时不是。头颅这个球形是由七块类似四边形或三角形的骨片组成的，包括前面两块额骨、头顶两块顶骨、旁边两块颞骨、后面一块枕骨，枕骨常常显得有点凸出，这个凸出的部位经常让妈妈们疑惑。出生时这几块骨片是分离的，靠周围的软组织（骨片周围的筋膜、肌肉、脂肪、皮肤及皮下组织）把它们固定在一起，所以这些不规则的类似四边形或三角形骨片之间是有缝隙的，称为"骨缝"，骨片角之间的空隙就构成了囟门。如图6所示，理论上，我们出生时都有几个囟门，有医学意义的囟门有两个：头顶呈菱形的"前囟"和脑后呈三角形的"后囟"。很多爸爸妈妈都不知道后囟（后面这个凹凹的是后囟）。我们常常说的囟门都是指前囟，通过前囟可以做一些重要的医学判断，所以前囟比其他囟门的医学意义都重要。头颅骨的这种结构让胎儿的头能塑形以利于经过产道分娩，对胎儿是一种保护作用。

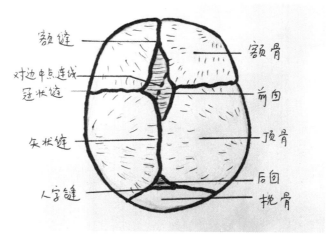

额缝　　　　　　　　　　　　额骨

对边中点连线　　　　　　　前囟
冠状缝

矢状缝　　　　　　　　　　顶骨

人字缝　　　　　　　　　　后囟
　　　　　　　　　　　　　枕骨

图6　人体囟门示意图

（四川省成都市青白江区妇幼保健院何艳医生绘制）

● 前囟什么时间闭合

出生时前囟大小为1.5～2.0厘米（图中的对边中点连线），出生后随着头围增大而稍有增大，6个月以后逐渐变小，大多数宝宝在18个月左右闭合。前囟大小个体差异很大，小的只有0.5厘米，大的可能有5厘米，目前没有证据说明前囟大小跟胎儿骨骼钙化或身体是否缺钙有关。

前囟闭合时间跟前囟大小有关，前囟小闭合时间早，可能1岁内就闭合，前囟大闭合时间就晚，可能2岁以后才闭合。其实所谓前囟闭合不一定是真正的闭合，可能只是摸不出来了。不要用前囟大小来判断宝宝是否需要补充维生素D和钙，2岁前囟还没有闭合时，需要确认两点：一是宝宝出生的时候前囟是不是就比较大？二是宝宝发育水平是不是正常？如果不确定，请就医。

不过，如果前囟太小，闭合时间早，头围生长缓慢甚至发育落后，需要警惕"狭颅症"。

（文字/余涛）

结语和致谢

近年来，全球各项技术与经济发展，各项重大课题的突破与攸关人类大健康的信息互动联结，其中人类的大健康产业将是21世纪信息与资源整合的焦点。本书主要针对女性照护，重点是坐月子与月子餐的阐述，以期建立更正确、更专业、更有效的科学坐月子系统。另外，对于孕妈妈而言，当务之急就是能有一本坐月子与月子餐实务宝典工具书，以便新妈妈在坐月子期间可供参考。

坐月子的习俗与发展

坐月子习俗起源于西汉时期，随着时代变迁和社会发展，现代女性育儿的同时还要忙碌工作，从20世纪90年代起即有了月子调养与产后护理的服务，随后衍生出月子中心。在坐月子产业链里，护理人员、保姆、月嫂等以及坐月子商品的蓬勃发展，至今形成了更完善的坐月子产业。

台湾地区坐月子产业迄今已发展了30年，大陆月子餐外送和月子中心照护机构也已发展了十几年。坐月子文化是中华民族生命的根本底蕴，如何将30年坐月子产业的经验重新汇聚，呈现出更为宽广精深的中华文化新生命，将是今后的整合要点。

因缘际会，我认识了长期从事国家卫生保健、营养与食品安全领域的专家张立实教授，在愉悦的相处与默契的交流下，彼此有了共鸣与共识，期盼合力出版一本关于坐月子与月子餐的科普书，将博大精深的坐月子文化发扬光大，共同尽一份对母婴两代人关怀的心。

感恩

在与张立实教授合力合心的意愿推动下，通过与相关领域的专家学者交流后，编写团队一起构思大纲，并一步一步积极推动。在此，首先感谢（四川）紫馨堂健康集团及卓欣总裁和王清彬董事长（成都）月来月美健康集团，以及（台湾）紫金堂集团经营层对本书出版的全力支持。同时也诚挚地感谢本书的编写团队，无私地奉献自己宝贵的实务经验与领域专长，花费心力撰写，得以让本书顺利出版。

内心无尽感恩主编张立实（教授/博士生导师/四川省营养学会理事长），副主编吴晓娜（营养学硕士/营养科主任）和高玫（研发中心总监），以及各位编者陈科（儿科学博士/营养科主任），吴婷（医学博士/营养中心项目负责人），徐慧茵（妇产医学博士/中医医院院长），余涛（硕士生导师/主任医师），朱翠燕（护理硕士/标准制定委员），叶丽娟（护理博士/护理科主任），袁毓莹（保健营养硕士/资深营养师），王淑君（专业经理人/资深调养师）。感谢秘书组的努力协助：吴婷博士，李静注册营养师，龚玲玲行政经理人。还要感谢出版社编辑老师的努力与付出，使本书得以付梓顺利出版。这本书建立了一个新的整合典范，共同为母婴两代人的健康贡献出一份有意义的力量。

最后谨以诚挚之心感谢大家，感恩大家。
无尽的祝福：所有读者平安、健康、吉祥！

吴金德
2020年末于台北